JIANKANG YU YIXUE JIJIU ZHISHI DUBEN

# 健康与医学急救知识读本

张利远　蒋鹏程　主编



江苏大学出版社
JIANGSU UNIVERSITY PRESS
镇　江

**图书在版编目(CIP)数据**

健康与医学急救知识读本 / 张利远，蒋鹏程主编
. —镇江：江苏大学出版社，2013.2(2023.8 重印)
ISBN 978-7-81130-450-3

Ⅰ. ①健… Ⅱ. ①张…②蒋… Ⅲ. ①健康—基本知识②急救—基本知识 Ⅳ. ①R161②R459.7

中国版本图书馆 CIP 数据核字(2013)第 034838 号

**健康与医学急救知识读本**

主　　编/张利远　蒋鹏程
责任编辑/汪再非
出版发行/江苏大学出版社
地　　址/江苏省镇江市京口区学府路 301 号(邮编：212013)
电　　话/0511-84446464(传真)
网　　址/http://press.ujs.edu.cn
排　　版/镇江文苑制版印刷有限责任公司
印　　刷/苏州市古得堡数码印刷有限公司
开　　本/889 mm×1 194 mm　1/36
印　　张/4
字　　数/120 千字
版　　次/2013 年 3 月第 1 版
印　　次/2023 年 8 月第 5 次印刷
书　　号/ISBN 978-7-81130-450-3
定　　价/17.00 元

# 前　言

作为长期工作在急诊一线的急救医务工作者，我们每天都在为各种需要紧急救治的患者争取宝贵的“生死一刻钟”，然而依旧有许多生命在逝去，不断给人们以教训和警示：在高度文明的社会生活中，时刻都可能存在对生命健康的威胁，而对于自身的健康和急救知识，人们又知道多少？现实在不时提示每个医务工作者的责任。为此，急救医生忠告民众：了解和学习健康与医学急救知识刻不容缓。

学习和普及医学急救知识，对于每个人都很有必要。无论是学生还是从业者，无论文化水平是高还是低，无论社会地位有多大差异，人们在生活中总会遇到很多意外情况，身体突发状况、交通意外事故、紧急环境灾害……甚至在饭店或超市消费时，都可能有各种紧急情况发生，在如何保证生命安全的问题上每个人都是一样的。因此，了解和掌握基本医学急救知识和技能，不仅仅是医务工作者的职责，也是普通人应具备的基本素质。我们编写本书，就是为了能够使更多的人掌握一些在危急时刻挽救生命的技能，更早地了解健康与疾病的相关知识，帮助人们在危急情况下进行自救与互救，为医院更进一步的抢救赢得时间。

为达到普及急救知识的目的，我们特地组织了具有厚实医学理论基础和诊断与抢救实践经验的急诊专科医师们参与本书的编写。本书对常见的各种危急病症急救知识的讲解深入浅出，同时考虑到读者知识水平和职业性质的不同，一些必要的较专业的知识内容在书中使用了浅色楷体字加以区别，以供普通读者和其他医务人员参考。

由于经验和能力的限制，编写中难免有不足，敬请各位读者批评指正。

# 目　录

# 第一讲　身心健康
## ——现代健康新概念

### 一、什么是健康?

传统的健康观是“无病即健康”,而现代的健康观注重的是整体的健康。

什么是健康?世界卫生组织的回答是:健康不仅是躯体没有疾病,而且要心理健康,具备社会适应能力。现代健康概念的具体定义:精力充沛,能从容不迫地应付日常生活和工作;处事乐观,态度积极,乐于承担任务,不挑剔;会休息,睡眠良好;应变能力强,能适应各种环境变化;对一般感冒和传染病有一定的抵抗力;体重适当,体态均匀,身体各部位比例协调;眼睛明亮,反应敏锐,眼睑不发炎;牙齿洁白,无缺损,无疼痛感,牙龈正常,无蛀牙;头发光洁,无头屑;肌肤光泽,有弹性,走路轻松,有活力。

因此,整体健康的含义包括躯体健康和心理健康两大部分,两者密切相关,缺一不可,无法分割。

## 二、不容忽视的心理健康

随着社会文明的不断进步,人们对幸福和健康的追求进入了更高的层次。心理健康,这项在早前容易被忽视的人类健康的重要内容,如今正受到全社会的关注和重视。

不少人认为生理健康和心理健康两者没有关联,这是不正确的。在现实生活中,心理健康和生理健康互相联系、互相作用,心理健康每时每刻都在影响人的生理健康。如果一个人性格孤僻,心理长期处于一种抑郁状态,就会影响体内激素分泌,使人的抵抗力降低,疾病就会乘虚而入。生活中常有这样活生生的事例:一个原本身体健康的人,总是怀疑自己得了什么疾病,整天郁郁寡欢,最后真的一病不起。因此,在日常生活中,一方面应该注意合理饮食和身体锻炼,另一方面更要陶冶自己的情操,开阔自己的心胸,避免长时间处在紧张的情绪状态中。当感到自己的心情持续不快时,要及时进行心理自我调适,必要时到心理门诊或心理咨询中心接受帮助,以确保心理和生理的全面健康。

作为身心统一体的人,生理和心理是紧密依存的两个方面。生理上的缺陷、疾病,往往会使人产生烦恼、焦躁、忧虑、抑郁等不良情绪,导致各种不正常的心理状态。因此,心理健康是不容忽视的重要问题。

## 三、心理健康有标准

不仅生理健康有标准,心理健康也是有标准的。那么究竟什么是心理健康?它的衡量标准又有哪些呢?

一个人心理健康是指在身体、智能及情感上,在与他人的心理健康不相矛盾的范围内,将个人心境发展成为最佳的状态，即认识、情感、意志、行为、人格完整和协调，能适应社会，与社会保持同步。

现代心理健康的标准包括以下方面：① 具有充分的适应力；② 能充分地了解自己，并对自己的能力做出适当的评价；③ 生活的目标切合实际；④ 不脱离现实环境；⑤ 能保持人格的完整与和谐；⑥ 善于从经验中学习；⑦ 能保持良好的人际关系；⑧ 能适度地发泄自己的情绪和控制自己的情绪；⑨ 在不违背集体利益的前提下，能够有限度地发挥个性；⑩ 在不违背社会规范的前提下，能够恰当地满足个人的基本需求。

总而言之，心理健康的人应该智力正常、情绪健康、意志健全、行为协调、人际关系适应。

**【维护健康四大基石】**

平衡饮食、适量运动、戒烟限酒、心理健康。

（张利远　郭培培）

# 第二讲 现代常见病和多发病

医学急救和各类疾病的突然发作有着密切关联,因此了解现代常见病与多发病的起因、临床征象和防治措施十分必要。通过了解疾病知识,人们可以科学调整自己的生活方式,避免不必要的损害,保持身心健康,让自己永远不会“被急救”。

## 一、冠心病

**【病例介绍】** 某男,59 岁,运动后间歇性左胸部疼痛半年,近 1 周来间断发作频繁,持续 2 ~8 分钟,与劳累、情绪等有关。到医院检查,医师诊断为冠心病,立即住院治疗。

“冠心病”为“冠状动脉硬化性心脏病”的简称,这是一种严重危害人类健康的常见病。此病多发生在 40 岁以后,男性发病多于女性。发病者不仅出现急性胸痛等症状,还可引发致残、致死等严重后果。

### 1. 病因

此病病因尚未完全确定，但对常见的冠状动脉硬化所进行的广泛而深入的研究表明，此病是多病因疾病，致病因素包括危险因素、诱发因素和其他相关因素。

（1）危险因素

① 年龄与性别：多见于40岁以上的中老年人；

② 血脂代谢异常；

③ 高血压：60%～70%的冠状动脉硬化患者患有高血压，高血压患者患冠心病的人数较血压正常者高3～4倍；

④ 吸烟；

⑤ 糖尿病。

（2）诱发因素

① 劳累；

② 情绪激动；

③ 暴饮暴食；

④ 受寒；

⑤ 急性循环衰竭。

（3）其他相关因素

① 肥胖；

② 从事体力活动少，脑力活动紧张，经常有工作紧迫感；

③ 西方饮食方式；

④ 遗传因素；

⑤ 性情急躁而不善于劳逸结合。

### 2. 临床表现

（1）心绞痛

以发作性胸痛为主要临床表现，部位在心前区，常放射至左肩、左臂内侧达无名指和小指，或至颈、咽、下颌部。胸痛常为压迫、发闷或紧缩性，偶伴濒死感。

（2）心肌梗死

心绞痛发作较以往频繁，程度较剧烈，持续较久，用“硝酸甘油”药物无效。少部分患者表现为上腹部疼痛，特别易误诊。

**3. 预防方法**

首先应积极预防动脉粥样硬化的发生。如疾病已发生，应积极治疗，防止病变发展并争取逆转。已发生并发症者，应及时治疗，防止恶化，延长生命。

**4. 一般防治措施**

（1）发挥患者的主观能动性配合治疗；

（2）合理的膳食：根据患者的体重（体质量）、年龄制定膳食总热量，严禁暴饮暴食；

（3）适当的体力劳动和体育锻炼；

（4）合理安排工作和生活；

（5）提倡不吸烟，不饮烈性酒；

（6）积极控制与冠心病相关的一些危险因素，包括高血压、糖尿病、高脂血症、肥胖症等。

**5. 药物治疗和手术治疗**

急性胸痛时，服用“硝酸甘油”0.5 mg 或者“心痛定”10 mg，在医师指导下服用“阿司匹林”。

其他治疗如调整血脂水平、抗血小板治疗、溶栓和抗凝治疗、介入或外科手术治疗等由医师决定。

## 二、高血压病

**【病例介绍】** 某男,45 岁,失眠数日,头晕、头痛两天伴恶心 2 小时,急诊就诊。测血压 160/105 mmHg,既往没有检查身体,有无高血压病不详。医师给予置留观察后测血压多次,最后诊断为“高血压病”。嘱患者进行正规药物治疗。

原发性高血压以血压升高为主要临床表现,是一种伴有或不伴有多种心血管危险因素的综合征,通常简称为高血压。

高血压分为原发性高血压和继发性高血压,前者更多见,后者常见于年轻人。高血压是多种心、脑血管疾病的重要病因和危险因素,影响重要器官(如心、脑、肾)的结构和功能,最终导致这些器官的功能衰竭,迄今仍是导致心血管疾病死亡的主要原因之一。

### 1. 病因

(1) 遗传因素:父母均有高血压的,其子女的发病概率高达 46%;约有 60% 高血压患者有家族史。

(2) 环境因素:噪音等。

(3) 饮食:饮食中摄盐量过多(每人每日摄盐量应在 4 ~ 5 克),平时饮酒多。

(4) 精神应激:从事脑力劳动者及精神紧张度高的职业人员发病率高。

(5) 危险因素:男性大于 55 岁,女性大于 65 岁;吸烟;血脂高;遗传;肥胖;缺乏体育运动等。

(6) 其他因素:高血压与服用避孕药及睡眠呼吸暂停低通气综合征等因素有关。

2. 临床表现

头晕,头痛,颈项板紧(强直),睡眠差,易疲劳,心悸,视力模糊,鼻出血等。

3. 防治方法

(1) 改善生活行为:戒烟,限酒,增加运动,减轻体重(体质量),减少钠盐摄入,减少脂肪摄入,协同控制多重心血管危险因素。

(2) 合理降压治疗:在医师指导下坚持服药治疗,经常监测血压。

## 三、糖尿病

**【病例介绍】** 某男,56岁,口干、多饮、疲劳3年余,在当地县医院体检时,空腹血糖8.9 mmol/L,医师诊断为糖尿病。患者自己感觉无其他异常,拒绝药物治疗。日后饮食仍如常,喝酒和饮料亦毫无节制。1年后患者突发昏迷伴高热,家人将其送到医院,医师诊断"糖尿病昏迷",急诊抢救。

糖尿病是一组以慢性血糖水平增高为特征的代谢性疾病,由胰岛素分泌和(或)作用缺陷所引起,可导致眼、肾、神经、心脏、血管等组织器官的慢性病变、功能减退甚至衰竭,使患者生活质量降低,寿命缩短,其病死率高。

1. 病因

糖尿病是复合病因引起的综合征,是遗传、环境、饮食、胰腺疾病等多种因素共同作用的结果。

2. 临床表现

糖尿病代谢紊乱征候群包括:乏力、消瘦、易饥、多饮、多食、多尿和体重减轻。

许多患者无任何症状,仅见于健康检查或因各种疾病就诊化验时发现高血糖。

症状严重者可发生昏迷。

**3. 并发症**

糖尿病急性并发症表现为:糖尿病酮症酸中毒、高血糖高渗状态、感染等慢性并发症;大血管病变;微血管病变;神经系统并发症;糖尿病足等。

**4. 预防与治疗**

提倡合理膳食,经常运动,防止肥胖,控制饮酒。应在糖尿病专科医师指导下进行规范化治疗。

## 四、胆石症

**【病例介绍】** 某女,45 岁,油腻餐后 1 小时突发右上腹剧烈疼痛,伴后背部疼痛。至医院急诊,B 超检查提示为“结石性胆囊炎”,住院手术治疗。

胆石症包括发生在胆囊和胆管的结石,是常见病、多发病。

按其组成成分不同,分为三类:胆固醇结石、胆色素结石、混合型结石。胆囊结石多为胆固醇结石、混合型结石,胆管的结石多为胆色素(泥沙型)结石。

**1. 病因**

胆固醇代谢紊乱、饮食不当、遗传、胆囊张力降低、胆道感染等因素使胆汁的成分和理化性质发生了改变,导致胆汁中的胆固醇呈过饱和状态,易于沉淀析出和结晶而形成结石。

### 2. 临床表现

（1）消化不良的症状：进食油腻食物后，出现上腹部或右上腹隐痛不适、腹胀，伴嗳气、呃逆等，常被误诊为胃病。

（2）胆绞痛：上腹部或右上腹阵发性疼痛，可向肩胛部或背部放射，还多伴有恶心、呕吐。

（3）其他：胆源性胰腺炎、胆石性肠梗阻、胆囊癌变等。

### 3. 预防与治疗

避免经常进食过于油腻的食物和甜食，避免长期不吃早餐、过于肥胖等情况。

## 五、尿路结石

**【病例介绍】** 某男，34 岁，运动后突发左侧腰部及左下腹剧痛并有恶心呕吐症状，遂到医院就诊。行 B 超检查发现左肾有小结石及肾盂积水，化验尿常规为血尿，诊断为“左肾、输尿管结石”，经治疗痊愈。

泌尿系结石俗称“尿结石”，按照结石存在部位分为肾结石、输尿管结石、膀胱结石、尿道结石。

### 1. 病因

真正病因不完全清晰。目前认为与饮水少、蛋白质摄入过多、泌尿系感染、遗传、长期卧床、输尿管梗阻及疾病因素有关，如甲状旁腺功能亢进、肾小管酸中毒、海绵肾、痛风、异物、长期卧床和感染等。大多数结石含钙质。

### 2. 临床表现

肾和输尿管结石的主要表现为突发疼痛，大多数在活动后突发，有的可有血尿（大部分显微镜下血尿），结石引起输尿管完全梗阻时,会出现剧烈难忍的腰背部疼痛,常伴大汗、恶心呕吐。

膀胱结石和尿道结石典型症状为排尿突然中断,并有疼痛感伴尿频、尿急。

**3. 预防方法**

(1) 一般预防方法:根据病因预防,如大量饮水、改变饮食习惯等。

(2) 特殊预防方法:祛除结石形成病因,定期行 X 线或 B 超检查,观察有无复发。

## 六、艾滋病

**【病例介绍】** 某男,32 岁,南方某市人,私营业主。近一周来出现阵发性、较剧烈咳嗽,并咳出大量白痰,伴胸闷、气急,食欲差、消瘦,体重下降 5 公斤,有盗汗和发热症状,体温 38 ℃左右,近日病情有加重趋势,遂到医院门诊,全胸片示“两肺感染”,收住院治疗,两天后诊断为“艾滋病”。

艾滋病是获得性免疫缺陷综合征的简称,是由人体免疫缺陷病毒所引起的慢性致命性传染病。病毒主要存在于患者和无症状病毒携带者的血液、精子、子宫和阴道分泌物中,其他体液如唾液、眼泪和乳汁中亦含有病毒,均具有传染性。

**1. 传播途径**

(1) 性接触传播;

(2) 注射途径传播;

(3) 母婴传播;

(4) 其他途径包括使用病毒携带者的器官进行移植,人工受精等。此外,医护人员被污染的针头刺伤或破损皮肤受污染等也会被感染。

**2. 临床表现**

艾滋病毒潜伏期较长,一般认为2~10年左右可以发展为艾滋病。

艾滋病可表现为:体质性症状,即发热、乏力、盗汗、厌食、体重下降,慢性腹泻和易感冒等;神经系统症状,出现头痛、典型进行性痴呆、下肢瘫痪等;严重的临床免疫缺陷,出现各种机会性病原体感染;因免疫缺陷而继发肿瘤,或免疫缺陷并发的其他疾病。

**3. 预防方法**

(1) 控制传染源:患者及无症状病毒携带者应注意隔离。

(2) 切断传播途径:严禁毒品注射,取缔娼妓,禁止性乱交,严格控制检查血液制品,推广一次性注射器的使用。

(3) 保护易感人群:加强公用医疗器械和公用生活用品消毒。

## 七、肿瘤

**【病例介绍】** 某男,42岁,上腹部隐痛不适2月余,食欲尚好,因工作繁忙未重视。近两周症状较前严重,并出现消瘦,经医院检查,诊断为"胃癌",住院治疗。

肿瘤是一类常见病、多发病,其中恶性肿瘤是目前危害人体健康的最严重的一类疾病。

我国最为常见和危害性最严重的恶性肿瘤按照死亡率由高到低排列为胃癌、肝癌、肺癌、食管癌、肠癌等。

肿瘤从本质上来说是基因病。各种环境和遗传的致癌因素都可能引起细胞 DNA 损害,使细胞发生转化。

**1. 环境致癌因素**

(1) 化学致癌因素:亚硝胺类、真菌毒素、金属元素等。

(2) 物理致癌因素:X 射线、γ 射线、紫外线照射及各种放射性同位素辐射。

(3) 生物致癌因素:病毒和细菌致癌。

(4) 遗传因素。

(5) 不良生活方式(生活方式癌):不良生活方式会导致原癌基因激活和抗癌基因丢失而发生癌症。

① 饮食与癌:多盐饮食易引起胃黏膜损伤发生胃癌;焦枯食物可产生致胃癌的亚硝胺;食用霉变食物易发生肝癌;长期食用油腻食物易引起肠癌、乳腺癌;偏食动物类食物易致胰腺癌、前列腺癌。

② 吸烟与癌:吸烟易导致肺癌。

③ 性格与癌:有人说性格内向易患胃癌,脾气暴躁易患肝癌,这虽没有严格的研究定论,但人的精神情绪状态与癌症的发病的关联性还是受到人们的关注。

**2. 临床表现**

肿瘤的良、恶性的不同,对机体的影响也不同。

(1) 良性肿瘤:其分化成熟,生长缓慢,停留于局部,不转移,一般对机体影响较小,主要表现为局部压迫和阻塞症状。

(2) 恶性肿瘤:其分化不成熟,生长迅速,浸润破坏器官的结构和功能，发生转移后对机体影响严重。除局部症状外，可导致机体严重消耗，出现消瘦、无力、贫血和全身衰竭症状。

**3. 预防方法**

应针对化学、物理、生物及不良生活方式等具体致癌、促癌因素和体内外致病条件，采取相应的预防措施，并针对健康机体，加强环境保护，适当饮食、适当锻炼，改变不良生活方式，增进身心健康，减少肿瘤发病率。

（张利远　周文琴）

# 第三讲 心搏呼吸骤停的急救

**【事例介绍】** 在2012年11月18日的广州马拉松比赛中,两位男选手在冲过终点线后晕倒,两人一度呼吸心跳骤停。在经过现场紧急抢救之后,其中一人恢复意识,无生命之虞;另一名21岁的选手被现场急救医生诊断为猝死,送院抢救后一度恢复心跳,但因病情严重,出现多种并发症,最终抢救无效死亡。此前的2004年、2005年的北京国际马拉松比赛中,都出现过运动员抢救无效死亡的突发情况。各类学校运动会甚至是体育课上,学生猝死的情况也被多次报道。

一例例血的教训,一个个鲜活的生命就这样逝去了……假如他们刚倒下的时候,有人能立即给他们进行心肺复苏抢救,或许他们现在还在运动场上展现着活力和激情。

## 一、心搏呼吸骤停的原因

引起心搏呼吸骤停的原因主要有下列几种:

(1) 突发心脑疾病,如心肌梗死、心律失常、脑梗塞、脑出血等;

（2）意外事件，如中毒、电击伤、溺水、自缢、严重创伤等；

（3）严重体液失衡，如严重酸中毒、高钾血症、低钾血症；

（4）各种原因引起的休克；

（5）手术及其他临床诊疗技术操作中的意外事件，如心包或胸腔穿刺、小脑延髓池穿刺、心导管检查、心脑血管造影、气管切开、气管插管等，尤其常见于胸内手术过程中；

（6）麻醉意外。

## 二、心搏呼吸骤停的诊断

患者突然意识丧失，面色苍白或紫绀，凭这两点即可诊断为心搏骤停。此外患者还会有呼吸呈喘息样、呼吸停止等征象。判断心搏骤停不能占用很多时间，必须在10秒内完成。

## 三、心肺复苏术要点

### 1. 现场环境评判

进行心肺复苏前应首先评估现场环境是否安全，确保现场不会威胁到抢救人员的安全，防止如建筑物倒塌、塌方、泥石流、雪崩、山洪爆发等造成新的伤害。

### 2. 判断

施救时须判断患者有无意识。用双手轻拍患者双肩，问："喂！你怎么了？"如无反应，则呼救："来人啊！救命！"（见图3-1）

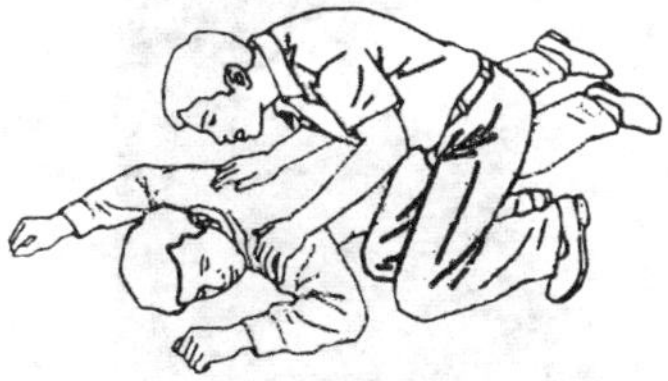

（a）轻拍询问

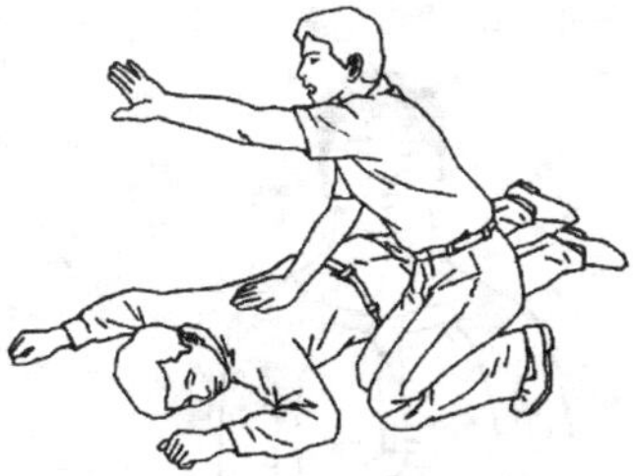

（b）呼叫急救

图 3-1　急救前的意识判断

### 3．安置体位

使患者就地平卧，松解衣领及裤带（见图 3-2）。

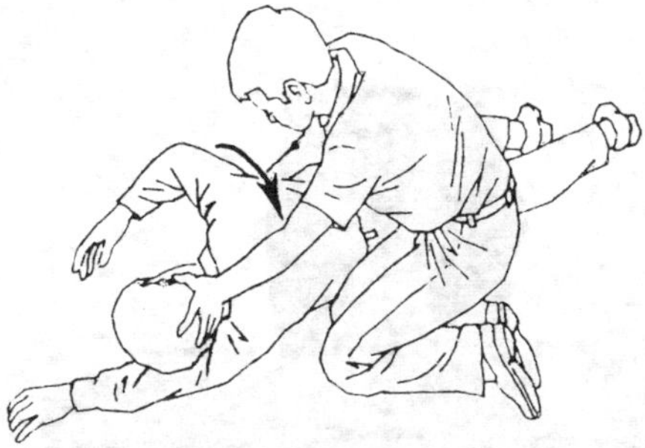

图 3-2　体位放置

### 4．胸外心脏按压

左手掌跟紧贴患者的胸部，两乳头连线中点（胸骨中下 1/3 处），右手重叠在左手手背，掌跟部着力，掌心手指翘起（见图 3-3），双臂伸直，利用上身力量使劲儿按压 30 次（按压频率至少 100 次 / 分，按压深度至少 5 厘米）。

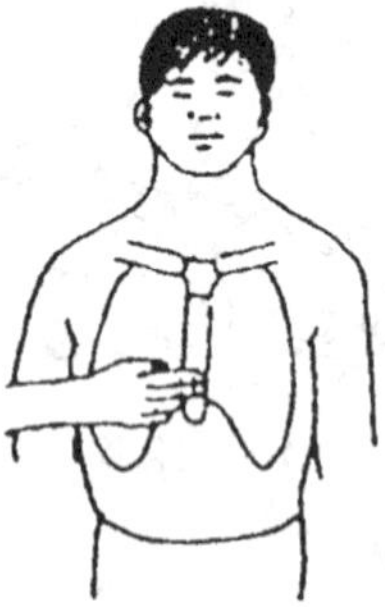

(a) 按压位置

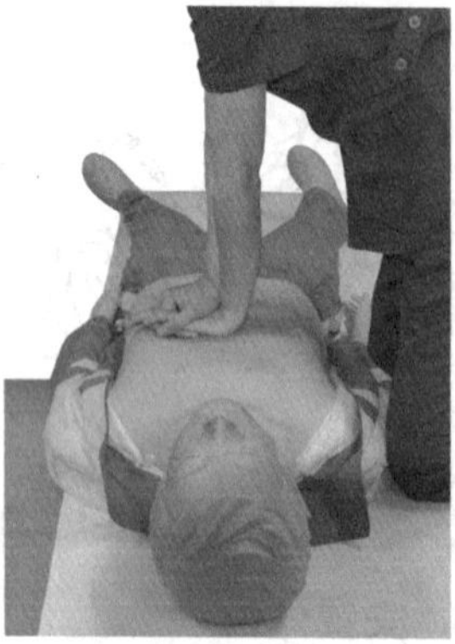

(b) 按压姿态（侧视）

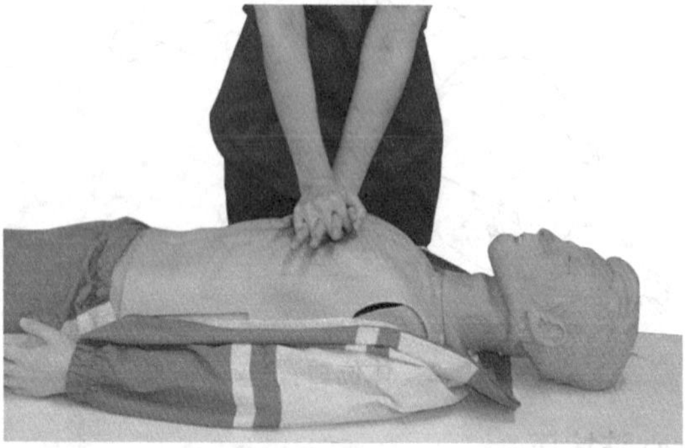

(c) 按压姿态（正视）

图 3-3　胸外心脏按压

5. 通畅气道

(1) 打开气道：使患者平躺，仰头抬颌，颈部伸直（见图3-4）。

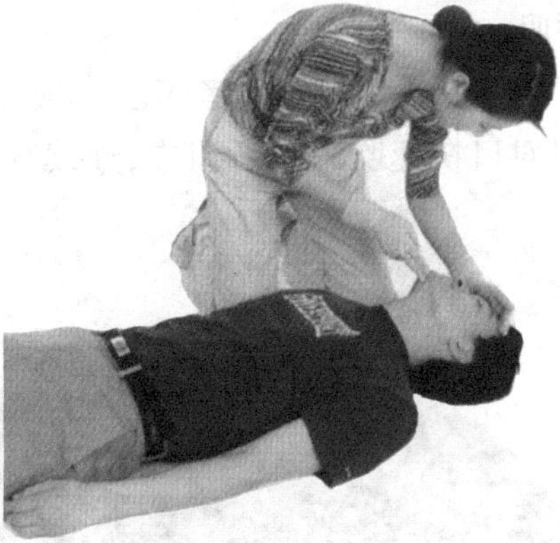

图 3-4　通畅气道体姿

（2）清理气道：用手清除口腔、咽喉部堵塞物，包括取出假牙（见图 3-5）。

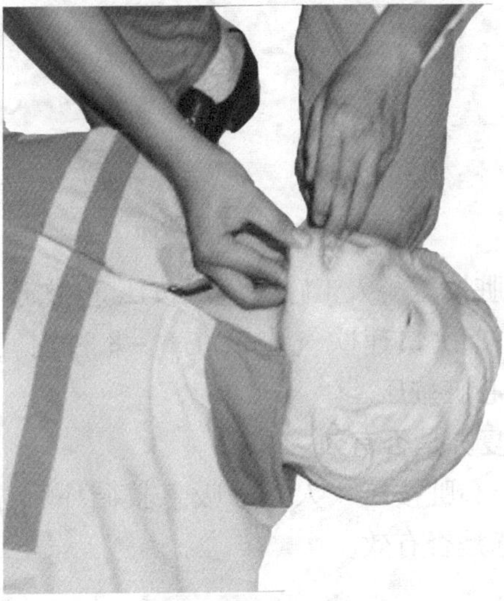

图 3-5　清除口腔异物

### 6. 人工呼吸

急救者一手捏鼻,一手扒开患者嘴巴,深吸一口气(800～1 000 毫升),口对口快速吹入患者口中,连续吹入 2 次(见图 3-6)。

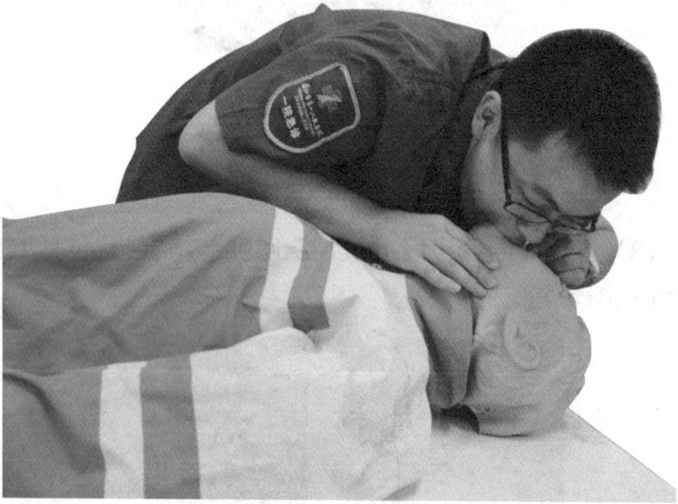

图 3-6　人工呼吸

注意:心脏按压与人工呼吸应以按压 30 次连续吹气 2 次的频率进行。2 次快速吹气应该在 6～8 秒内完成,吹气结束,继续进行心脏按压。

### 7. 判断复苏是否有效

完成 5 个心脏按压 + 人工呼吸急救循环后,需要进一步判断心肺复苏是否有效。

复苏有效的3个标志:患者面色有改变;意识有改善;胸廓有起伏(呼吸出现)。

如未恢复心脏跳动,按此反复进行,直到专业人员到达现场。

（余　湛　张利远）

# 第四讲 急性心肌梗死的急救

**【病例介绍】** 某男,70 岁,平时每天抽烟一包,发病前 2 小时因生气出现胸部疼痛,为持续性闷痛,并向左肩背放射痛,全身大汗,面色发白。自服“速效救心丸”无效,遂拨打 120 到医院急救,经过心电图和血液心肌酶谱检查,诊断为“急性心肌梗死”,住院抢救,经过治疗而愈。

心肌梗死(心梗)是由冠状动脉粥样硬化引起血栓,进而造成冠状动脉的分支堵塞,使一部分心肌失去血液供应而坏死的病症,多发生于中年以后。发病时有剧烈而持久的性质类似心绞痛的前胸痛、心悸、气喘、脉搏微弱、血压降低等症状,服用硝酸甘油无效,可产生严重后果。心电图和血液心肌酶谱检查对诊断有重要价值。发病后应立即进行监护救治。

## 一、诱发因素

凡是各种能增加心肌耗氧量或诱发冠状动脉痉挛的体力或精神因素,都可能使冠心病患者发生急性心肌梗死。常见的诱因有以下5种。

1. 过劳

做不能胜任的体力劳动，尤其是负重登楼、过度的体育活动、连续紧张的劳累等，都可使心脏的负担明显加重，心肌耗氧量突然增加。而冠心病患者的冠状动脉已发生硬化、变得狭窄，不能充分扩张而造成心肌短时间内缺血，缺血、缺氧又可引起动脉痉挛，反过来加重心肌缺氧，严重时导致急性心肌梗死。

2. 情绪

有些急性心肌梗死是由激动、紧张、愤怒等剧烈的情绪变化诱发的。据报道，美国有一个州，平均每10场球赛，就有8名观众发生急性心肌梗死。

3. 暴饮暴食

不少心肌梗死病例发生于暴饮暴食之后，国内外都有资料显示，周末和节假日急性心梗的发病率较高。进食大量高脂肪高热量的食物后，血脂浓度突然升高，易导致血黏稠度增加，血小板聚集性增高，在冠状动脉狭窄的基础上形成血栓，易引起急性心肌梗死。

4. 寒冷刺激

突然的寒冷刺激可能诱发急性心肌梗死。这就是医生们总要叮嘱冠心病患者要十分注意防寒保暖的原因，也是冬春寒冷季节急性心肌梗死发病率较高的原因之一。

5. 便秘

便秘在老年人当中十分常见，但其危害性却没得到足够的重视。临床上，因便秘时用力屏气而导致心梗的老年人并不少见。因此，这一问题必须引起老年人足够的重视，一定要保持大便通畅。

## 二、先兆症状

心肌梗死患者约70%有先兆症状,主要表现为:

(1) 突然明显加重的心绞痛发作;

(2) 心绞痛性质较以往发生改变或使用硝酸甘油不易缓解;

(3) 疼痛伴有恶心、呕吐、大汗或明显心动过缓;

(4) 心绞痛发作时出现心功能不全;

(5) 老年冠心病患者突然出现不明原因的心律失常、心衰、休克、呼吸困难或晕厥等;

(6) 心电图变化,这是诊断“急性心肌梗死”的重要依据。

## 三、急救措施

### 1. 检查与静卧

急性心肌梗死发作时,首先应呼叫120急救中心,同时立即让患者绝对卧床休息;就地抢救时要松解领口,室内保持安静和空气流通;不可搀扶患者走动或乱加搬动,以免加重病情;有条件的话可立即吸氧。

### 2. 服药

含服硝酸甘油片0.5mg(1片),或用消心痛5mg(1粒)、速效救心丸10粒含服,有条件的可同时止痛处理,以缓解疼痛。

### 3. 注意事项

如患者发生休克,应将其头放低,足稍抬高20~30度,以增加头部血流;烦躁不安时可服用安定等镇静止痛药;暂不能进食,少饮水,要保暖。

### 4. 意外应急

如患者突然意识丧失、脉搏消失,应立即进行人工呼吸和胸外按压,等专业人员到达后,迅速转送到医院救治。

## 四、家庭康复

急性心肌梗死的患者,在医院度过了急性发作的治疗期后,如病情平稳,医生会允许回家进行康复治疗。那么患者在家应怎样进行自我康复治疗呢?

### 1. “三要三不要”

自我康复治疗总的原则是做到“三要三不要”。

“三要”:一要按时服药,定期复诊;二要保持大便通畅;三要坚持体育锻炼。

“三不要”:一不要情绪激动;二不要过度劳累;三不要抽烟、饮酒和吃得过饱。

### 2. 适度锻炼

在上述原则中,坚持合理适当的体育锻炼是康复治疗的主要措施。因为心肌梗死发病后,两三个月乃至半年左右,心肌坏死部分即已愈合,疾病进入复原期,此时应促进体力恢复,增加心肌侧支循环,改善心肌功能,减少复发及危险因素,是康复治疗的关键。

(1) 掌握好运动量。这是锻炼时的关键问题。运动量过小,实际只起心理安慰作用;运动量过大则可能有害。合适的运动量应有轻微的出汗,呼吸次数稍有增加,并有轻微劳累感但并无不舒适感。

（2）运动准备及分期。在运动之前应先做一些柔和的肢体活动或体操等准备活动，以免骤然活动引起肌肉痉挛，甚至诱发心绞痛。锻炼结束后也应做些慢跑或步行等恢复动作，避免骤停使心脏发生问题。运动的这些阶段分别称为准备期、运动期和缓解期。

（3）运动量要循序渐进。刚开始时，一次体育锻炼可以只有 20～30 分钟，以后增至 45～60 分钟，其中准备期和缓解期各 5～10 分钟。如果体质较弱者，刚开始运动时，可把一次运动量分几次完成。

（4）运动方式和方法。要根据病情轻重、体质强弱、年龄大小、个人爱好等具体情况，与医生共同商量，选择能够长期坚持的项目。最好是步行、慢跑、打太极拳、练气功、骑自行车等项目。如果康复顺利，可在心肌梗死病发后第 8～9 周，复查运动试验和动态心电图。如无心绞痛等症状或心电图心肌缺血进一步改善，即可恢复轻微的工作。

## 五、疾病预后

预后与心肌梗死范围的大小、侧支循环产生的情况以及治疗是否及时有关。过去急性期住院病死率为 30% 左右，目前则降至 10% 左右。死亡多发生在发病的第一周内，尤其在发病初期的数小时内，发生严重心律失常、休克或心衰者的病死率尤高。远期预后与心功能有关。

### 1. 一级预防

积极治疗高血压、高血脂、糖尿病，以防止动脉粥样硬化和冠心病的发生，冠心病患者长期口服阿司匹林或潘生丁抗血小板聚积，有预防心肌梗死的作用。

普及有关心肌梗死的知识，早期诊断及时治疗，严格监护和积极治疗合并症是改善预后的关键。

**2. 日常注意事项**

有冠心病心绞痛或者冠心病危险因素的人，要尽力避免导致心肌梗死的因素，在日常生活中要注意以下几点：

(1) 绝对不搬抬过重的物品。搬抬重物时必然弯腰屏气，这对呼吸、循环系统的影响与用力屏气大便类似，是老年冠心病患者诱发心梗的常见原因。

(2) 精神放松，愉快生活，对任何事情要能泰然处之。

(3) 洗澡要特别注意，不要在饱餐或饥饿的情况下洗澡。水温最好与体温相当，水温太热可使皮肤血管明显扩张，大量血液流向体表，可造成心脑缺血；洗澡时间不宜过长，洗澡间一般闷热且不通风，在这种环境中人的代谢水平较高，极易缺氧、疲劳，老年冠心病患者更是如此；冠心病程度较严重的患者洗澡时，应在他人帮助下进行。

(4) 气候变化时要当心。在严寒或强冷空气影响下，冠状动脉可发生痉挛并继发血栓而引起急性心肌梗死；气候急剧变化、气压低时，冠心病患者会感到明显的不适。资料表明，持续低温、大风、阴雨是急性心肌梗死的诱因之一。因此每遇恶劣气候时，冠心病患者要注意保暖或适当加服硝酸甘油类药物进行保护。

（贺兰兰　张利远）

# 中风的急救 第五讲

**【病例介绍】** 某男,54岁,有高血压病史10年,未规律吃药,发病前1小时情绪激动,后突然出现头痛伴左侧肢体无力,不能行走,遂被人送到医院抢救室,到医院后测血压220/105 mmHg,查头颅CT,诊断为“脑溢血”(中风),立即住院治疗。

中风又称脑血管意外。一般分为出血性脑中风(如脑溢血、蛛网膜下腔出血)和缺血性脑中风(如脑动脉血栓形成、脑栓塞)。

## 一、病因

此病多发于40岁以上,原有动脉粥样硬化、高血压病、脑血管畸形、心脏病(心房颤动在心房内形成血栓脱落,栓塞脑血管)的患者。大多由情绪波动、忧思恼怒、饮酒、精神过度紧张等因素诱发。

## 二、临床表现

在中风发生时可出现一些典型或不典型的先兆症状。

（1）眩晕：呈发作性眩晕，自觉天旋地转，伴有吹风样耳鸣，听力暂时丧失，并有恶心呕吐、眼球震颤，通常历时数秒或几十秒，多次反复发作，可一日数次，也可几周或几个月发作一次。

（2）头痛：疼痛部位多集中在太阳穴处，突然发生且持续数秒或数分钟，发作时常伴有胸闷、心悸。有些人则表现为整个头部或额枕部明显疼痛，伴有视力模糊、神志恍惚等。

（3）视力障碍：迅即发生视物不清、复视，一侧偏盲，或短时间阵发性视觉丧失，又在瞬间恢复正常。

（4）麻木：在面部、唇部、舌部、手足部或上下肢，发生局部或全部、范围逐渐扩大的间歇性麻木，甚至短时间内失去痛觉或冷热感觉，但很快又恢复正常。

（5）瘫痪：单侧肢体短暂无力，活动肢体时感到力不从心，走路不稳似醉酒样，肢体动作不协调或突然失去控制数分钟，同时伴有肢体感觉减退和麻木。

（6）猝然倒地：在急速转头或上肢反复活动时突然出现四肢无力而跌倒，但无意识障碍、神志清醒，可立即自行站立起来。

（7）记忆丧失：突然发生逆行性遗忘，无法回想起近日或近10日的事情。

（8）失语：说话含糊不清，想说又说不出来，或声音嘶哑，同时伴有吞咽困难。

（9）疼痛：多在闲坐或睡眠时发作，一侧手足的肌肉发生间歇性抽筋或疼痛。

（10）定向丧失：短暂的定向不清，包括不能正常辨认时间、地点、人物，有的则不认识字或不能进行简单的计算。

（11）精神异常：出现情绪不稳定，易怒或异常兴奋、精神紧张，有的表现为神志恍惚、手足无措。

一旦出现上述征兆，提示中风即将在近期内发生，尤其是原有高血压、动脉粥样硬化、心脏病、糖尿病的患者，更应提高警惕，积极采取预防措施。如离开施工现场、公路、火炉旁、河水边等危险境地，转移到安全的地方，以防中风跌倒后发生其他意外伤害；完全卧床休息，改善心境，保持冷静，避免情绪激动；坚持按医嘱服用相应药物，定时监测血压，及时调整用药剂量。

## 三、急救措施

中风时患者的表现各不相同，轻者可见一侧口角向下偏斜，并不断流出口水；重者则可突然倒地、大小便失禁，旋即进入昏迷状态。

### 1. 保持正确体位

因中风患者多有偏瘫，为防止从椅子上或床上跌下，救助者若在身边要立即上前将其扶住，对于清醒的患者要设法消除他的紧张情绪，以免血压进一步升高，增加颅内出血。若患者此时坐着或躺着则无需改变其体位，原先坐着的患者由于心脏到脑的水平高度差，可相对保证血液冲入脑内的压力不致太高。因此要注意，任何不必要的体位改变或搬动都可能会增加脑内的出血量，从而加重病情。只要患者坐得不勉强就无需使其躺下。

**2. 不能随意搬动、摇晃患者**

如中风后患者当即失去意识或倒地，此时的抢救仍应尽可能避免搬动，更不能抱住患者摇晃、大喊以试图唤醒患者。这样做不仅无法唤醒患者，而且反复的摇晃会加重脑内的出血。

**3. 开展正确的救助**

正确的救助做法是：

(1) 若患者坐在地上尚未倒伏，可搬来椅子将其支撑住，或直接上前将其扶住。若患者已完全倒地，可将其缓缓拨正到仰卧位，同时小心地将其头偏向一侧，以防呕吐物误入气管产生窒息。

(2) 解开患者衣领(取出口内的假牙)以使其呼吸通畅。若患者鼾声明显，则提示其气道被下坠的舌根堵住，此时应抬起患者下颌，使之成仰头姿势，同时用毛巾随时擦去患者的呕吐物。

(3) 迅速降血压。如发现患者血压很高，立即让其口服药物(清醒时)或舌下含化心痛定等(昏迷时)。

(4) 保护大脑。对于昏迷的患者，还应从冰箱中取出冰块装在塑料袋内，用一层毛巾裹覆后，放在患者额部降温。低温可起到保护大脑的作用。

(5) 心肺复苏。如发现心搏呼吸停止，应立即进行心肺复苏急救。

(6) 拨打120急救。中风患者无论是否清醒，在现场急救的同时，都应尽快请医生和救护车前来救护。对于因高血压病引起的中风，不能为了急于送往医院而用拖拉机等颠簸剧烈的运输工具。

(贺兰兰　张利远)

# 创伤的急救 第六讲

**【病例介绍】** 某女,32岁,半小时前骑自行车与行驶的汽车相撞,右侧身体着地,右侧头部撞击地面,头顶出血,量较多;右前臂畸形、疼痛,右大腿被自行车压住,膝关节皮肤破损、出血,活动困难。警察到达现场后,立即将伤者就地平卧,出血部位用毛巾包扎止血,同时用木板将右前臂固定,将受伤的下肢与健侧下肢相互固定。随后120急救中心人员到达,将伤者送达医院救治,挽救了生命。

## 一、创伤的分类

依据体表结构的完整性是否受到破坏,可将创伤分为开放性和闭合性两大类。

一般地说,开放性创伤易于诊断,但易发生伤口污染以至感染;闭合性创伤诊断有时相当困难(如某些内脏创伤)。闭合性实质性内脏器官创伤时,污染往往不严重;而空腔内脏器官损伤时,如肠破裂,则可能发生严重的腹腔感染。

### 1. 开放性创伤

在开放性创伤中，有穿入伤和穿透伤两种。穿入伤是指利器或投射物穿入体表后造成的损伤，可能仅限于皮下，也可伤及内脏。穿透伤是指穿透体腔和伤及内脏的穿入伤，也就是说，凡穿透各种体腔（脑膜腔、脊髓膜腔、胸膜腔、腹膜腔、关节腔）造成内脏损伤者均称为穿透伤。

几种常见的开放性创伤如下。

(1) 擦伤：最轻的一种创伤，系致伤物与皮肤表面发生切线方向运动所致，即皮肤与物体粗糙面摩擦后而产生的浅表损伤。通常仅有表皮剥脱，少许出血点和渗血，继而可出现轻度炎症，一般1~2天内可自愈。

(2) 撕裂伤：钝性外力作用于体表，造成皮肤和皮下组织撕开和断裂，行驶的车辆、开动的机器和体育运动中的冲撞撞击人体时，易产生此类损伤。此类伤口形态各异，如瓣状、线状、星状等。撕裂伤伤口常见有特征性的细丝状物，恰似"藕断丝连"，系尚未断离的抗裂强度较大且富含胶原的纤维组织。多数撕裂伤伤口污染较严重。

(3) 切伤和砍伤：切伤为锐利物体（如刀刃）切开体表所致，其创缘较整齐，伤口大小及深浅不一，严重者其深部血管、神经或肌组织可被切断。因利器对伤口周围组织无明显刺激，故切断的血管多无明显收缩，通常出血较多。砍伤与切伤相似，但因刃器较重（如斧）或作用力较大，故伤口多较深，常伤及骨组织，伤后的炎症反应较明显。

(4) 刺伤：为刺刀、竹签、铁钉等尖细物体猛力插入软组织所致的损伤。刺伤的伤口多较小，易被血凝块堵塞，但较深，有时会伤及内脏。此类伤口易并发感染，尤其是厌氧菌感染。纤细的竹丝或木丝存留皮下时可造成剧痛。

2. 闭合性创伤

(1) 挫伤：最为常见，系钝性外力（如枪托、石块）或重物打击所致的皮下软组织损伤。主要表现为伤部肿胀、皮下淤血，有压痛，严重者可有肌纤维撕裂和深部血肿。如致伤力为螺旋方向，形成的挫伤称为捻挫，其损伤更为严重。脏器发生挫伤（如脑挫伤）时，可造成实质细胞坏死和功能障碍。

(2) 挤压伤：肌肉丰富的肢体或躯干在受到外部重物（如倒塌的施工脚手架或房屋）数小时的挤压或固定体位的自压（如全麻手术患者）而造成的肌组织创伤。伤部受压后可出现严重缺血，解除挤压后因液体从血管内外渗而出现局部严重肿胀，致使血管外间质压力增高，反过来进一步阻碍伤部的血循环。此时，血管内可发生血栓，组织细胞可出现变性坏死。大量的细胞崩解产物，如血红蛋白、肌红蛋白等，被吸收后可引起急性肾衰，即挤压综合征。

挤压伤与挫伤相似，但受力更大，致伤物与体表接触面积也更大，压迫的时间较长，故损伤常较挫伤更严重。

(3) 扭伤：为关节部位一侧受到过大的牵张力，相关的韧带超过其正常活动范围而造成的损伤，此时关节可能会出现一过性半脱位和韧带纤维部分撕裂，并有出血、局部肿胀、青紫和活动障碍。严重的扭伤可伤及肌和肌腱，以致发生关节软骨损伤和撕脱骨折等，治愈后可因韧带或关节囊薄弱而复发。

(4) 震荡伤：为头部受钝力打击所致的暂时性意识丧失，无明显或仅有很轻微的脑组织形态变化。

(5) 关节脱位和半脱位：为关节部位受到不匀称的暴力

作用后所引起的损伤。骨骼完全脱离关节面称为完全性脱位,部分脱离关节面称为半脱位。通常肩关节稳定性较差,易发生脱位,而髋关节稳定性好,不易发生脱位。脱位的关节囊会受到牵拉,较严重者可使关节囊破裂,复位后易复发。

(6) 闭合性骨折:为强暴力作用于骨组织所产生的骨断裂。因致伤力和受力骨组织局部特性不同,骨折可表现出不同的形态和性质,如横断形、斜形或螺旋形,粉碎性、压缩性或嵌入性,完全性或不完全性,一处或多处等。骨折断端受肌牵拉后可发生位移,并可伤及神经、血管。

(7) 闭合性内脏伤:为强外力传入体内后所造成的内脏损伤。如头部受撞击后,能量传入颅内,使脑组织产生短暂的压缩、变位,在这一过程中可发生神经元的轻度损伤,如较重可发生出血和脑组织挫裂,形成脑挫伤。行驶的机动车撞击人体胸腹部时,体表可能完好无损,而心、肺、大血管可能发生挫伤和破裂,肝、脾等实质内脏器官或充盈的膀胱等也可能发生撕裂或破裂性损伤。高速行驶的车辆紧急制动时,佩戴腰安全带的人员因人体惯性运动受到安全带的阻挡,此时可发生闭合性的安全带伤,表现为内脏器官挫伤、破裂和出血,甚至脊柱压缩性骨折。

## 二、创伤的急救技术

急救的目的是挽救生命,在处理复杂伤情时,应优先解除危及伤员生命的情况,使伤情得到初步控制,然后再进行后续处理,并尽可能稳定伤情,为转送和后续确定性治疗创造条件。

必须优先抢救处置的急症主要包括心跳、呼吸骤停、窒息、大出血、张力性气胸和休克等。有些必须在受伤现场进行急救。及时、正确的入院前创伤救治和急诊室(车)抢救,能挽救不少危重伤者的生命。

常用的急救技术主要有复苏、通气、止血、包扎、固定和后送等。

**1. 复苏**

心跳、呼吸骤停时,从现场开始行体外心脏按压及口对口人工呼吸;接着在急诊室(车)用呼吸面罩及手法加压给氧或气管插管接呼吸机支持呼吸;在心电监测下电除颤,开胸心脏按压;药物除颤,并兼顾脑复苏。

**2. 通气**

呼吸道发生阻塞可在很短的时间内使伤员窒息死亡,故抢救时必须争分夺秒地解除各种阻塞原因,维持呼吸道的通畅。

(1) 造成呼吸道阻塞的原因主要有:

① 颌面、颈部损伤后,血液、血凝块、骨碎片、软组织块、呕出物和分泌物及异物阻塞气道;

② 颈部血管损伤形成血肿压迫,或气管直接受损等也可造成气道阻塞;

③ 重型颅脑伤致伤员深度昏迷,下颌及舌根后坠,口腔分泌物和呕吐物吸入或堵塞气道;

④ 吸入性损伤时,喉及气道黏膜水肿;

⑤ 肺部爆震伤造成的肺出血或气管损伤。

根据受伤史和受伤部位,伤员面色及口唇因缺氧而青紫发绀、呼吸困难、有痰鸣音或气道阻塞、呼吸急促等,可作出呼吸道阻塞的判断。

(2) 对呼吸道阻塞的伤员,必须果断地、以最简单最迅速有效的方式予以通气。常用的方法有以下 5 种。

① 手指掏出:适用于颌面部伤所致的口腔内呼吸道阻塞,有条件时(急诊室)可用吸引管吸出。呼吸道通畅后应将伤员头偏向一侧或取侧卧位。

② 抬起下颌:适用于颅脑伤舌根后坠及伤员深度昏迷而窒息者。用双手抬起伤员两侧下颌角,即可解除呼吸道阻塞(见图 6-1)。如仍有呼吸异常音,应迅速用手指掰开下颌,掏出或吸出口内分泌物和血液、血凝块等。呼吸道通畅后应将伤员头偏向一侧或取侧卧位。必要时可将舌拉出,用别针或丝线穿过舌尖固定于衣扣上或用口咽通气管。

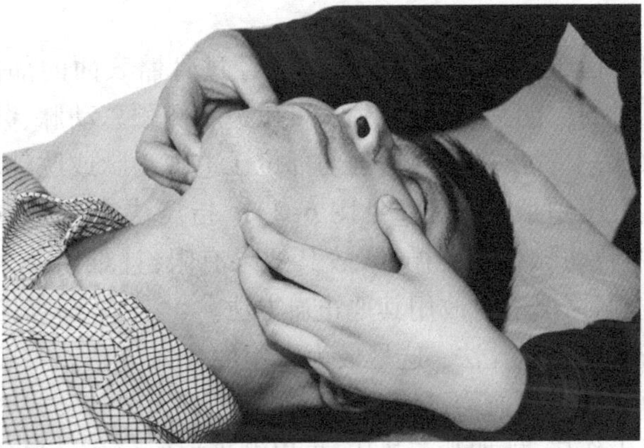

**图 6-1　抬下颌通畅气道手法**

③ 环甲膜穿刺或切开:在情况特别紧急,或上述两项措施不见效而又有一定抢救设备时(急诊室或车),可用粗针头作环甲膜穿刺,对不能满足通气需要者,可用尖刀片将环甲膜切开,然后放入导管,吸出气道内血液和分泌物。作环甲膜穿

刺或切开时，注意勿用力过猛，防止损伤食管等其他组织。

④ 气管插管。

⑤ 气管切开：可彻底解除上呼吸道阻塞和清除下呼吸道分泌物。

3. 止血

大出血可使伤员迅速陷入休克，甚至致死，因此必须及时止血。注意正确判定出血的性质，这有助于对出血的处理。动脉出血呈鲜红色，速度快，呈间歇性喷射状；静脉出血多为暗红色，持续涌出；毛细血管损伤多为渗血，呈鲜红色，自伤口缓慢流出。

常用的止血方法有指压法、加压包扎法、填塞法和止血带法等。

（1）指压法：用手指压迫动脉经过骨骼表面的部位，达到止血目的。如头颈部大出血，可压迫一侧颈总动脉、颞动脉或颌动脉；上臂出血可根据创伤部位压迫腋动脉或肱动脉；下肢出血可压迫股动脉等（见图 6-2）。指压法止血是应急措施，因四肢动脉有侧支循环，故其效果有限，且难以持久。因此，应根据情况适时改用其他止血方法。

（2）加压包扎法：这是最为常用的止血方法。一般小动脉和静脉损伤出血均可用此法止血。先将灭菌纱布或敷料填塞或置于伤口，外加纱布垫压，再以绷带加压包扎。包扎的压力要均匀，范围应够大（见图 6-3）。包扎后将伤肢抬高，以增加静脉回流和减少出血。

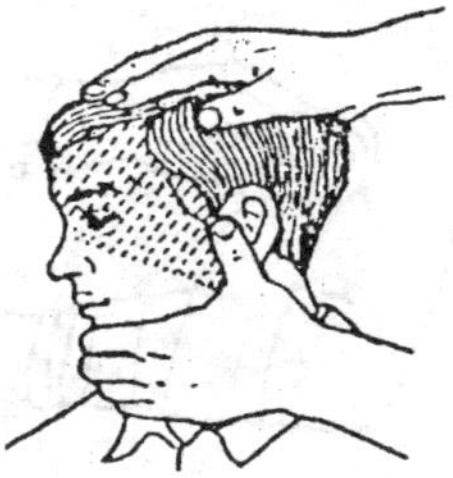

(a) 颞动脉的指压止血法

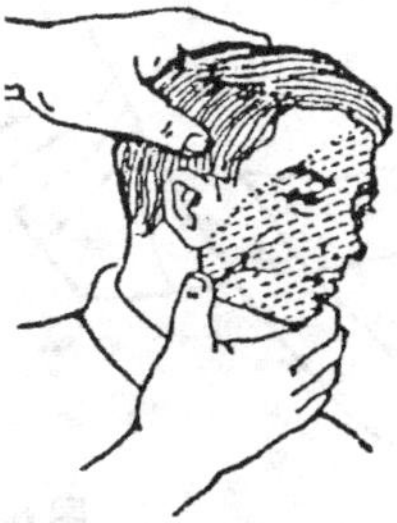

(b) 面动脉的指压止血法

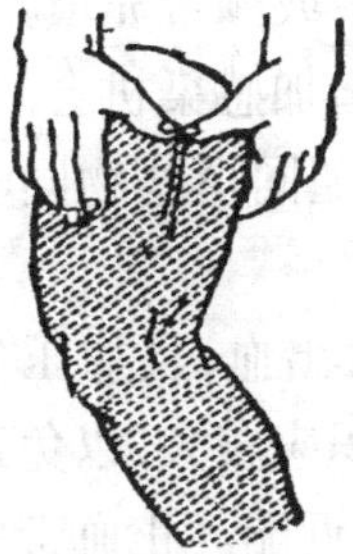

(c) 股动脉的指压止血法

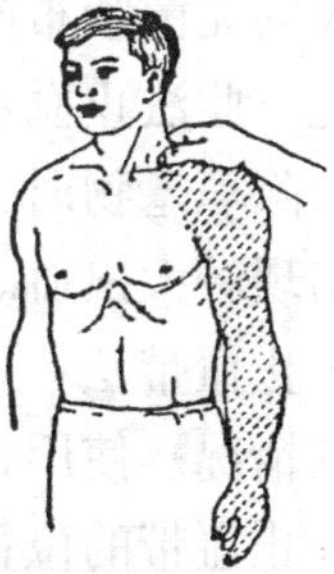

(d) 锁骨动脉的指压止血法

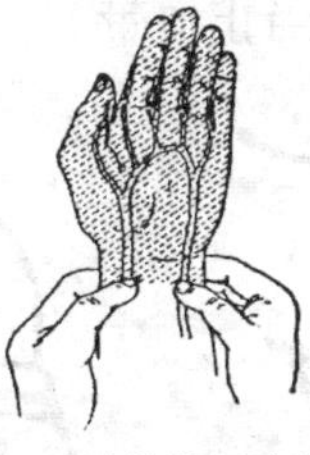

(e) 桡、尺动脉的指压止血法

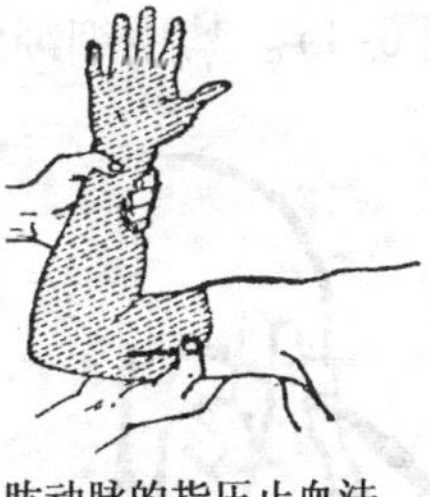

(f) 肱动脉的指压止血法

**图 6-2　指压法止血**

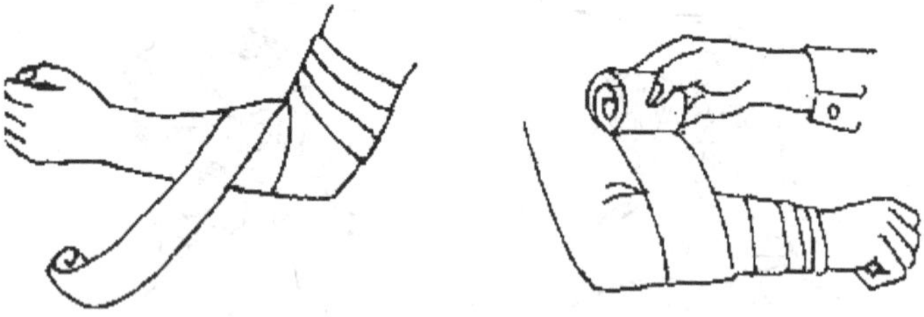

图 6-3　加压包扎法

（3）填塞法：用于肌肉、骨端等渗血情况的止血。先用1～2层大的无菌纱布铺盖伤口，以纱布条或绷带充填其中，再加压包扎。此法止血不够彻底，且可能增加感染机会。另外，在清创去除填塞物时，可能由于凝血块随同填塞物同时被取出而又出现较大出血。

（4）止血带法：一般用于四肢伤大出血，且加压包扎无法止血的情况。使用止血带时，接触面积应较大，以免造成神经损伤。止血带的位置应靠近伤口的最近端。止血带中以局部充气式止血带最好，其不良反应小，在紧急情况下，也可使用橡皮管、三角巾或绷带等代替，但应在止血带下放好衬垫物（见图 6-4）。禁用细绳索或电线等充当止血带。

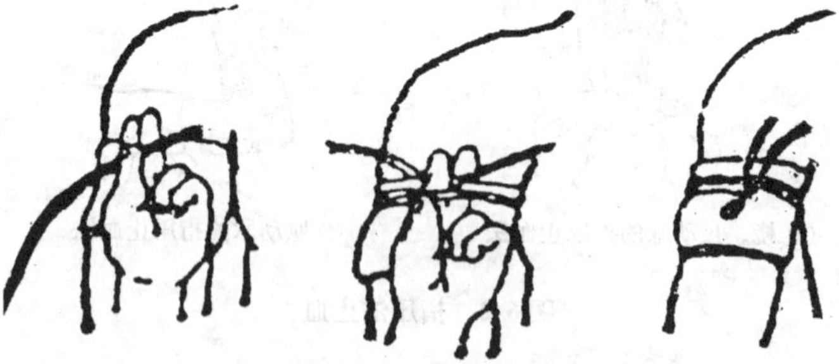

图 6-4　止血带止血法

使用止血带时应注意：① 不必缚扎过紧，以能止住出血为度；② 每隔1小时放松1～2分钟，且使用时间一般不应超过4小时；③ 上止血带的伤员必须有显著标志，并注明启用时间，优先后送（即转入医院急救）；④ 松解止血带之前，应先输液或输血，补充血容量，打开伤口之前，先准备好止血用器材，然后再松止血带；⑤ 因止血带使用时间过长，远端肢体已发生坏死者，应在原止血带的近端加上新止血带，然后再行截肢术。

4. 包扎

包扎的目的是保护伤口、减少污染、压迫止血、固定骨折部位与关节、敷料并止痛。

5. 固定

骨关节损伤时必须固定制动，以减轻疼痛，避免骨折端损伤血管和神经，并有利于防治休克和搬运后送。较重的软组织损伤，也应局部固定制动。

固定前应尽可能牵引伤肢和矫正畸形，然后将伤肢放在适当位置，固定于夹板或其他支持物上（可就地取材，如用木板、竹竿、树枝等）。

固定范围一般应包括骨折处远端和近端的两个关节，既要牢靠不移，又不可过紧（见图6-5）。

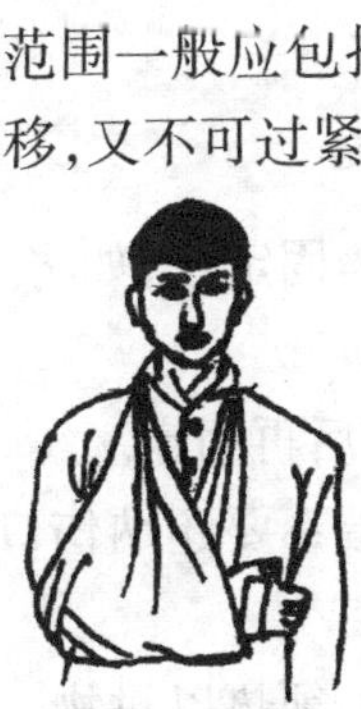

前臂骨折夹板固定法

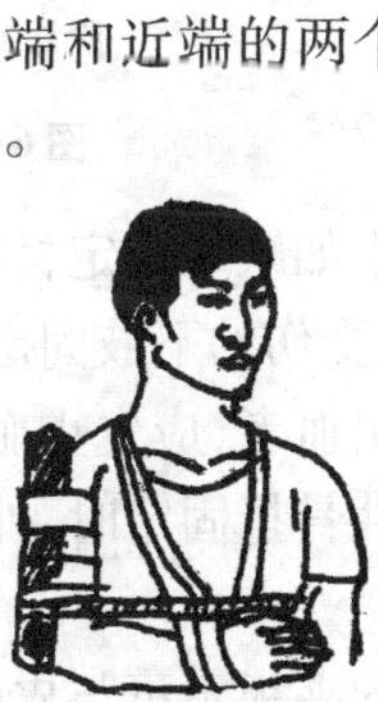

肱骨骨折夹板固定法

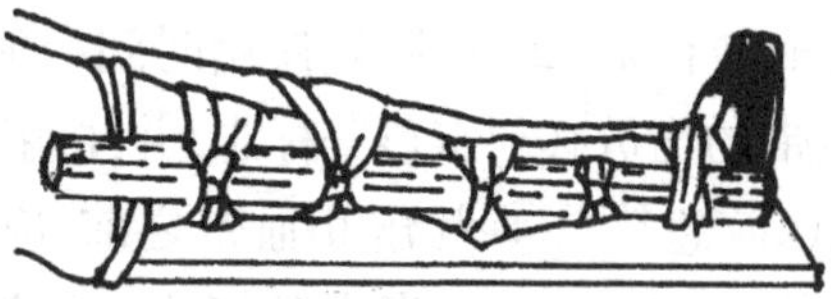

小腿骨折夹板固定法

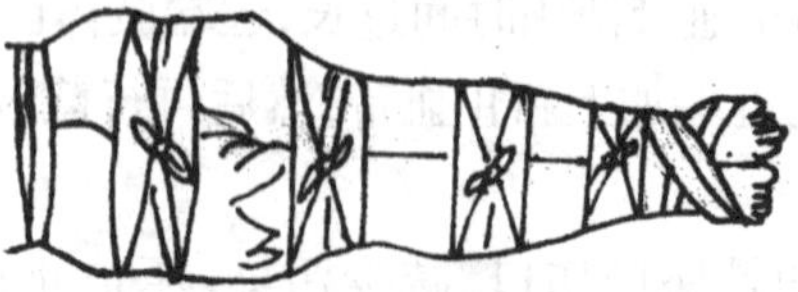

小腿骨折健肢固定法

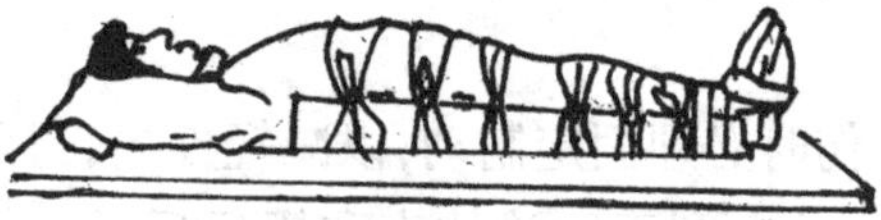

大腿骨折夹板固定法

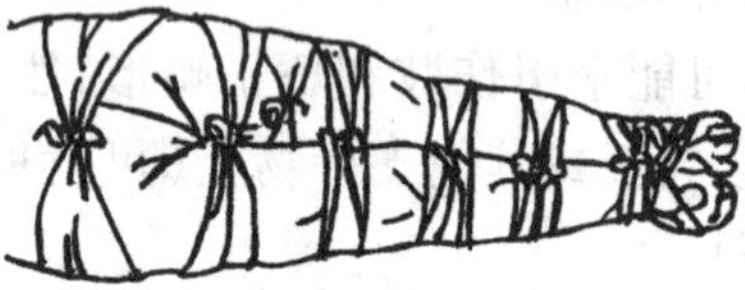

股骨骨折健肢固定法

**图6-5　骨折的固定**

急救中如缺乏固定材料，可行自体固定法，如将上肢固定于胸廓上，受伤的下肢固定于健肢上。

伤口出血者，应先止血并包扎，然后再固定。

开放性骨折固定时，外露的骨折端不要还纳伤口内，以免污染扩散。

固定的夹板不可与皮肤直接接触，须垫以衬物，尤其是夹板两端、骨凸出部和悬空部位,以防止组织受压损伤。

另外,急救时的固定多为临时固定,在到达救治机构经处理后,应及时行治疗性固定。

### 6. 搬运

常用搬运方法有徒手搬运和担架搬运。

(1) 徒手搬运法(见图6-6)。徒手搬运适用于伤者病情较轻且搬运距离短的情况。

单人搬运法采用的是搀扶、背、抱等方法。双人搬运法采用的是双人椅式、平托式、拉车式等方法。多人搬运法采用手卧托运方法。

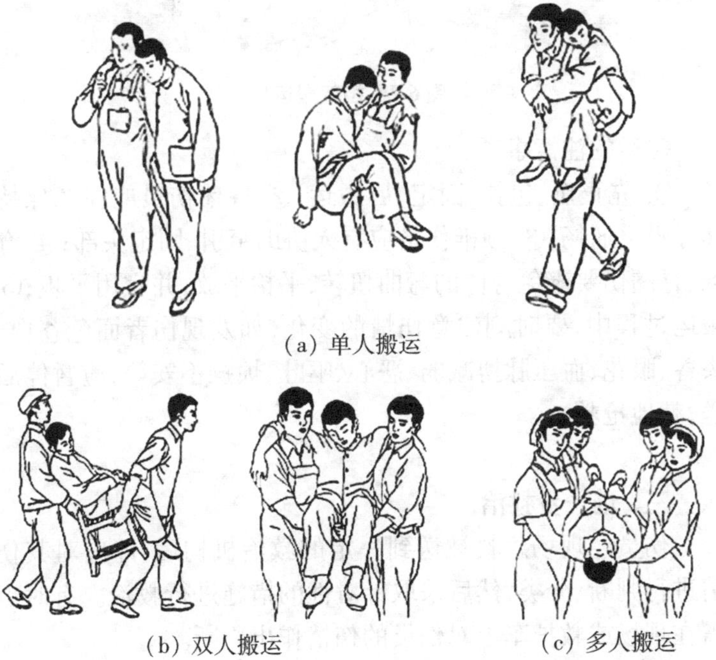


图6-6　徒手搬运

（2）担架搬运。常用搬运工具有帆布担架，绳络担架，被服担架，门板、床板以及铲式、包裹式、充气式担架。伤员上担架时，要由 3 ~ 4 人分别用手托伤员的头、胸、骨盆和腿，动作一致地将伤员平放到担架上，并加以固定（见图 6-7）。

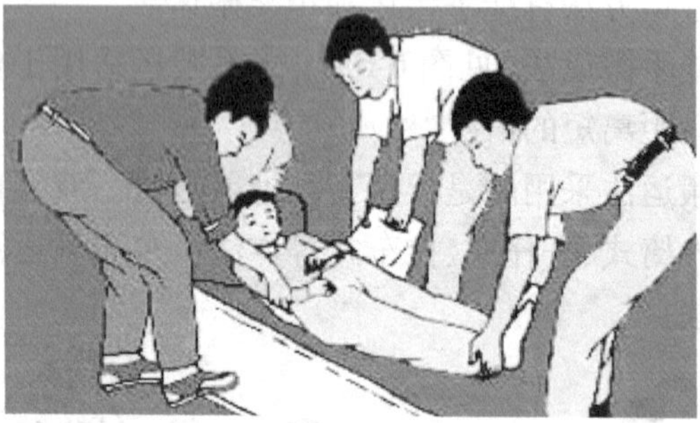

图 6-7　担架搬运

搬运的注意事项：

① 先止血、包扎、固定，后搬运；② 昏迷伤员应注意保持其呼吸道通畅；③ 颈椎伤员应有人协助牵引、固定头部；④ 脊椎、脊髓伤要避免身体的弯曲扭转，平抬平放，并宜用平板；⑤ 搬运过程中，要时刻注意伤情的变化，如发现伤者面色苍白、头昏、眼花、血压脉搏减弱、恶心、呕吐、烦躁不安等，应暂停后送，就地抢救。

## 三、进一步救治

伤员经现场急救被送到一定的救治机构后，即应对其伤情进行判断、分类，然后采取针对性的措施进行救治。有时也需在现场或救护车上对伤员的伤情作出判断。

1. 判断伤情

可根据前述创伤分类方法及指标进行伤情判断和分类，以便把需做紧急手术和心肺监护的伤员与一般伤员区分开来。通常可简单地分为三类：① 致命性创伤，如危及生命的大出血、窒息、开放性或张力性气胸。对这类伤员，只能做短时的紧急复苏，就应手术治疗。② 生命体征尚属平稳的伤员，如不会立即影响生命的刺伤、火器伤或胸腹部伤，可观察或复苏 1 ~2 小时，争取时间做好交叉配血及必要的检查，并同时做好手术准备。③ 潜在性创伤，性质尚未明确，有可能需要手术治疗，应继续密切观察，并做进一步检查。

2. 呼吸支持

维持呼吸道通畅，必要时行气管插管或气管切开。张力性气胸行穿刺排气或闭式引流；开放性气胸封闭伤口后行闭式引流。如有多根肋骨骨折引起反常呼吸，先用加垫包扎或肋骨牵引限制部分胸廓浮动，再行肋骨固定。发生外伤性膈疝时，可先插入气管导管行人工呼吸，再行手术整复。另外，应保持足够有效的氧供。

3. 循环支持

循环支持的目的主要是积极抗休克。对循环不稳定或休克伤员应建立一条以上静脉输液通道，必要时可考虑做锁骨下静脉或颈内静脉穿刺，或周围静脉切开插管。应尽快恢复有效循环血容量，维持循环的稳定。在扩充血容量的基础上，可酌情使用血管活性药物。髂静脉或下腔静脉损伤以及腹膜后血肿者，禁止经下肢静脉输血或输液，以免伤处出血增加。对心搏骤停者，应立即胸外心脏按压，药物或电除颤起搏。心包填塞者应立即行心包穿刺抽血。

4. 镇静止痛和心理治疗

剧烈疼痛可诱发或加重休克,故在不影响病情观察的情况下选用药物镇静止痛。无昏迷和瘫痪的伤员可皮下或肌注哌替啶(杜冷丁)75～100 mg 或盐酸吗啡 5～10 mg 止痛。由于伤员可伴有恐惧、焦虑等状况,甚至个别可发生伤后精神障碍,故心理治疗很重要,使伤员配合治疗,利于康复。

5. 防治感染

遵循无菌术操作原则,使用抗菌药物。开放性创伤需加用破伤风抗毒素。抗菌药在伤后 2～6 小时内使用可起预防作用,延迟用药起治疗作用,并需延长持续用药时间。对抗感染能力低下的伤员,用药时间也需延长,且常需调整药物品种。

6. 支持治疗

主要是维持水、电解质和酸碱平衡,保护重要脏器功能,并给予营养支持。

## 四、常见闭合性创伤的治疗

临床上常见的闭合性创伤主要有浅部软组织挫伤、扭伤等。

浅部软组织挫伤多因钝性外力碰撞或打击导致部分组织细胞受损,微血管破裂出血,继而发生炎症。临床表现为局部疼痛、肿胀、触痛,或有皮肤发红,继而转为皮下青紫淤斑。

治疗上常用物理疗法,如伤后初期局部可用冷敷,12 小时后改用热敷或红外线治疗,或包扎制动,还可服用云南白药等。少数挫伤后有血肿形成时,可加压包扎,如浅部挫伤系由强外力所致,须检查深部组织器官有无损伤,以免因漏诊和延误治疗而造成严重后果。

闭合性骨折和脱位应先予以复位，然后根据情况选用各种外固定或内固定的方法制动。头部、颈部、胸部、腹部等的闭合性创伤，都可能造成深部组织器官的损伤，甚至危及生命，必须仔细检查诊断和采取相应的治疗措施。

## 五、常见开放性创伤的处理

擦伤、浅表的小刺伤和小切割伤，可用非手术疗法。其他的开放性创伤均需手术处理，总的原则是为了修复断裂的组织，但必须根据具体的伤情选择合适的方式方法。

创伤口可分清洁伤（无菌手术切口）、污染伤（有细菌污染而尚未构成感染）和感染伤。

清洁伤口可以直接缝合。

(1) 开放性创伤早期为污染伤口的可先行清创术，直接缝合或者延期缝合。感染伤口要先引流，然后再做其他处理。深入体内的创伤在手术中必须仔细探查和修复；若伤口或组织内存有异物，应尽量取出以利于组织修复；但如果异物数量多，或者去除可能造成严重的再次损伤，处理时必须衡量利弊。另外，开放性创伤者应及时注射破伤风抗毒素治疗，在伤后 12 小时内注射可起到预防作用。污染和感染伤口还要根据伤情和感染程度考虑使用抗菌药。

(2) 浅部切割伤多由刀刃、玻璃片、铁片等造成，伤口的长度和深度各不相同，影响到组织损伤范围。伤口边缘一般比较平整，仅少数伤口的边缘组织因有破碎而比较粗糙。出血可呈渗溢状或涌溢状，个别因有小动脉破裂出血呈喷射状。经过处理，伤口一般可止血和闭合，但因局部组织发生炎症反应，故有轻度疼痛和红肿。如果并发感染，局部的红肿和疼痛就会加重，还可有发热症状；如有化脓性病变，则不能顺利愈合。

浅部切割伤要根据伤口的具体情况施行清创和修复。

① 浅表小伤口的处理。对长径1厘米左右的皮肤、皮下浅层组织伤口，先用等渗盐水棉球将组织裂隙蘸洗干净，再用75%乙醇或碘伏消毒外周皮肤。可用一条小的蝶形胶布固定创缘使皮肤完全对合，再在皮肤上涂碘伏，外加包扎。一周内每日涂碘伏1次；10日左右除去胶布。

② 一般伤口处理。需要缝合修复（清创术）。先用干纱布掩盖伤口，以75%酒精消毒周围皮肤；取下干纱布，以盐水纱布球蘸洗伤口，再消毒皮肤一遍，然后在伤口外周（距边缘1~2厘米）局部浸润麻醉。仔细检查伤口内各层受损组织，除去血块和破碎组织，结扎活动的出血点。仅有皮肤和皮下疏松结缔组织裂开者，可做单层缝合；并有深筋膜裂开者，需先缝合深筋膜，再缝合皮肤和皮下组织，勿留下明显的裂隙（死腔）。缝合间距不宜过密，以伤口边缘对合为度，缝合后消毒皮肤，外加包扎。

如果伤口污染较多或处理时间已超过伤后8~12小时，但尚未发生明显的感染，皮肤的缝线暂不结扎，伤口内留置盐水纱条引流。24~48小时后伤口仍无明显感染者，可将缝线结扎使创缘对合。如果伤口已感染，则取下缝线按感染伤口处理。

③ 感染伤口的处理。用等渗盐水或呋喃西林等药液纱布条敷在伤口内，引流脓液促使肉芽组织生长。肉芽生长较好时，脓液较少，表面呈粉红色、颗粒状突起，擦之可渗血，同

时创缘有新生皮肤,伤口可渐收缩。如肉芽有水肿,可用高渗盐水湿敷。如肉芽生长过多,超过创缘平面而有碍创缘上皮生长,可用10%硝酸银液棉签涂肉芽面,随即用等渗盐水棉签擦去。

(李 政)

# 电击伤的急救 第七讲

**【事例介绍】** 某日晚上，刘先生在浴室冲凉，约1分钟后，妻子听到里面一声惨叫，赶紧打开门，看见丈夫手里拿着淋浴花洒摔倒在地，用手摸了一下淋浴花洒，麻手。急呼120送到医院，经抢救无效死亡。死亡诊断为“电击伤”。

触电是怎么回事？触电会对人体产生怎样的影响？当发现有人触电时，我们该怎么办？救护车到来之前我们又能够做些什么？生活中应如何防止触电的发生？

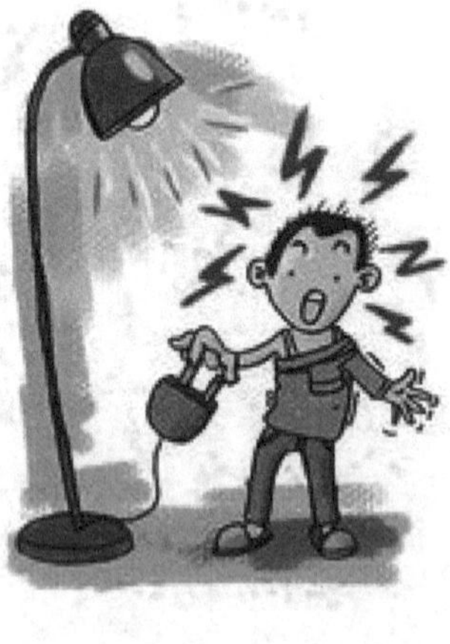
图7-1 触电

电击伤，俗称触电，是电流通过人体引起的机体损伤和功能障碍（见图7-1）。电击伤通常是由于用电不慎或雷电造成的。

一般24伏以下电压相对安全。轻度电击者可出现短暂的面色苍白,呆滞,对周围失去反应或自觉精神紧张,四肢软弱或全身无力;电击局部可出现点状或大片状严重烧伤,受损肌体可出现暂时瘫痪,极少数人可出现精神障碍、失明、耳聋。昏倒者多由于极度惊恐所至。严重者可出现强烈的肌肉痉挛,呼吸和心跳停止,迅速死亡;常伴有脑外伤、腹部外伤、骨折。高压电击伤及雷电击伤后果严重,常可致被击者迅速死亡。

## 一、电击伤常见原因

电击伤通常是由触电或雷击造成的。由于电气设备的广泛应用,触电事故占此类事件的大多数(见图7-2)。电击伤害的主要原因有以下两点。

(1) 主观因素:工作中没有严格执行安全用电制度和规

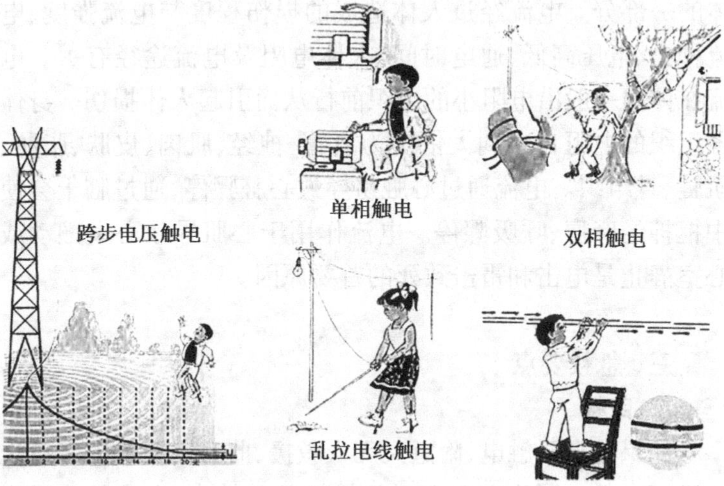


图7-2 常见的触电情况

范，生活中不懂用电基本知识或不重视电的危险性，麻痹大意等。如在电线上悬挂晾晒衣物；随便玩弄电气设备；缺乏用电常识，身体进入高压电弧内；雷雨时在大树下避雨或撑铁柄雨伞；救助时直接用手拉拽触电者等。

（2）客观因素：在高温和高湿度场所、腐蚀性化学车间、雷雨季节等，电气绝缘性能降低，容易漏电；人体淋雨受潮，皮肤电阻减低，也会使大电流通过；电器及线路等没有定期检查和维修，或使用未达安全标准的劣质用电器械，产生漏电；暴风雨刮倒电线杆，电线断裂下落；火灾或雷击，儿童的无知大意等均可导致意外。

## 二、致伤机理

人体为导电体，外接电流进入人体，人体便成为电路中导体的一部分。电流经过人体造成的损伤程度与电流强度、电流种类、电压高低、通电时间、人体电阻及电流途径有关。电流在体内一般沿电阻小的组织前行从而引起人体损伤。身体各组织的电阻自小到大依次为血管、神经、肌肉、皮肤、脂肪、肌腱、骨组织。电流通过心脏易导致心脏骤停，通过脑干会使中枢神经麻痹、呼吸骤停。电流作用于心肌导致心室颤动或心室静止是电击和雷击致死的首要原因。

## 三、急救要点

### 1. 自救

如果是自己触电，附近又无人救援，此时需要触电者镇定地进行自救。因为在触电后的最初几秒钟内，人尚处于轻度触电状态，意识并未丧失，理智有序地判断和处置是成功解脱的关键。触电后并不像人们通常想象那样会把人吸住，只是因为交流电可引起肌肉持续痉挛收缩，所以手部触电后就会出现一把抓住电源，而且越抓越紧的现象。此时，触电者可用另一只空出的手迅速抓住电线的绝缘处，将电线从手中拉出解除触电状态。如果触电时电器是固定在墙上的，则可用脚猛力蹬墙同时身体向后倒，借助身体的重量和脚力摆脱电源。

能够自我解脱的触电者一般不会出现诸如耳聋、视力障碍、月经紊乱、轻度性格改变等后遗症。

**2. 救助者现场急救**

(1) 脱离电源

如果发现有人触电，作为救助者必须争分夺秒，充分利用当时现场的现有条件。正确的救护方法：首先使触电者脱离电源。绝不可用手直接去拉触电者，这样不仅使触电者再次充当导体增加了电流的损伤，而且使救助者自身的生命安全受到电击的威胁（见图7-3）。

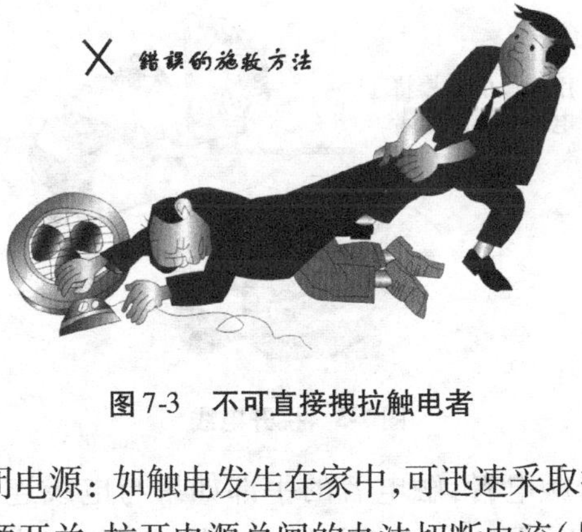


图7-3　不可直接拽拉触电者

① 关闭电源：如触电发生在家中，可迅速采取拔去电源插座、关闭电源开关、拉开电源总闸的办法切断电流（见图7-4）。

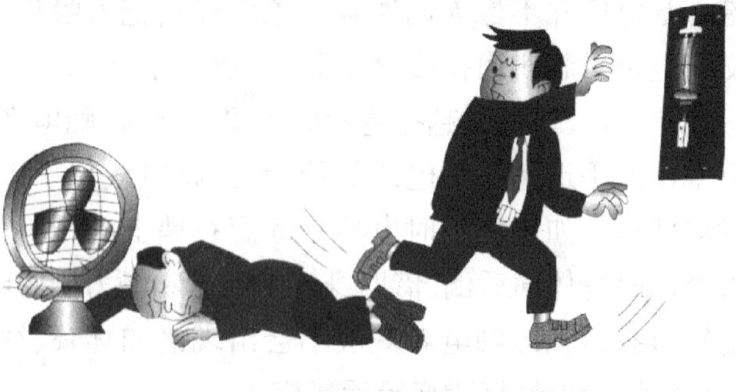

图 7-4　关闭电源

② 斩断电路：如果在野外郊游、施工时因碰触被刮断在地的电线而触电，可用木柄干燥的刀、斧头、铁锹等斩断电线，中断电流。

③ 挑开电线：如果人的躯体因触及下垂的电线被击倒，电线与躯体连接很紧密，附近又无法找到电源开关，救助者可站在干燥的木板或塑料等绝缘物上，用干燥的木棒、扁担、竹竿、手杖等绝缘物将电线拨离触电者（见图 7-5）。

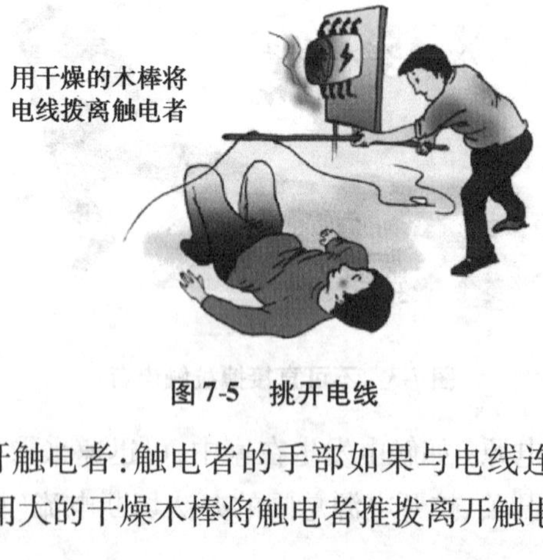


图 7-5　挑开电线

④ 拨开触电者：触电者的手部如果与电线连接紧密，无法挑开，可用大的干燥木棒将触电者推拨离开触电处。

（2）心肺复苏

触电者脱离电源后往往神志不清，救助者应立即进行下一步的抢救。松解影响呼吸的上衣领口、解开腰带，使其呈仰卧位，头向后仰，清除口腔中的异物、取下假牙以保持呼吸道通畅。如发现呼吸停止、颈动脉处触及不到搏动，要立即实施心肺复苏术（CPR 术），进行口对口人工呼吸和胸外心脏按摩，并坚持不懈地进行，直至伤员清醒或出现尸僵、尸斑为止。在对伤员进行心肺复苏的过程中要设法与附近的医院取得联系，以便为伤员争取到更好的抢救条件。对于雷电击伤的伤员也要采取相同的急救措施。

（余海洋）

# 淹溺的急救 第八讲

**【事例介绍】** 某夏日下午，一防汛巡逻员在河边巡逻时，忽然听到救命声，他循声前往现场，发现有人溺水，立即下水进行施救，周围的群众马上拨打110报警。经过努力，大家先后将两名学生救了上来，但是被救学生说，水里面还有一个人。救援人员从附近找来了一艘渔船进行搜救，终于在离救援处几米远的地方，找到了第三名学生。救援人员立即将其送医院进行抢救，但医生判断该学生已溺亡。

溺水是怎么回事？发现有人淹溺时，我们该怎么办？救护车到来之前我们又能够做些什么？

淹溺，又称溺水，指人淹没于水中，水充满呼吸道和肺泡引起窒息，吸入血液循环的水引起血液渗透压改变、电解质紊乱和组织损害，最后造成呼吸停止和心脏停搏而死亡。淹溺后窒息合并心脏停搏者称为溺死；不慎跌入粪坑、污水池或化学物贮槽时，可引起皮肤和黏膜损害及全身中毒。

## 一、淹溺发生机理

发生淹溺后，人会本能地屏气，以免水进入呼吸道。不久，由于缺氧，淹溺者不能继续屏气，水随着吸气而进入呼吸道和肺泡，引起严重缺氧、高碳酸血症和代谢性酸中毒。淹溺可有两种情况：干性淹溺和湿性淹溺。

### 1. 干性淹溺

人入水后，因受强烈刺激（惊慌、恐惧、骤然寒冷等），引起喉头痉挛，以致呼吸道完全梗阻，造成窒息死亡。喉头痉挛导致窒息时，呼吸道和肺泡很少或无水吸入。当喉头痉挛时，心脏可反射性地停搏，也可因窒息、心肌缺氧而致心脏停搏。所有溺死者中约10% ~40%可能为干性淹溺（尸检发现溺死者中仅约10%吸入相当量的水）。

### 2. 湿性淹溺

人淹没于水中，由于缺氧不能坚持屏气而被迫深呼吸，从而使大量水进入呼吸道和肺泡，阻滞气体交换，引起全身缺氧和二氧化碳潴留，呼吸道内的水迅速经肺泡进入血液循环。由于淹溺的水所含的成分不同，引起的病理生理变化也有差异。

（1）淡水淹溺。淡水进入血液循环，稀释血液，引起低钠、低氯和低蛋白血症；血中的红细胞在低渗血浆中破碎，引起血管内溶血，导致高钾血症，心室颤动而致心脏停搏；溶血后过量的游离血红蛋白堵塞肾小管，引起急性肾功能衰竭。

（2）海水淹溺。海水含3.5%氯化钠及大量钙盐和镁盐，对呼吸道和肺泡有化学性刺激作用。肺泡上皮细胞和肺毛细血管内皮细胞受海水损伤后，大量蛋白质及水分向肺间质和肺泡腔内渗出，引起急性非心源性肺水肿。高钙血症可导致心律失常，甚至心脏停搏。高镁血症可抑制中枢和周围神经，导致横纹肌无力、血管扩张和血压降低。

(3) 温水与冷水溺死有显著差别。无氧后4～6分钟发生脑死亡的概念不适用于冷水中近乎溺死的病例。冷水中（水温低于20 ℃），某些患者心脏停搏30分钟后仍可复苏（但在水中超过60分钟则不能再复苏）。复苏可能的原因可归为哺乳类动物的潜水反射。人潜入冷水时可迅速发生反应，表现为呼吸抑制、心率减慢，对窒息相对有阻力的组织出现血管收缩，以保持大脑及心脏的血液供应，此刻，氧只送到持续生命所需的组织中使用。水越冷，越多的氧被送到心脏及脑。潜水反射也可因恐惧引起，且年轻人的潜水反射更突出。水温低于20 ℃，身体的代谢需要仅为正常的一半。因此，水越冷，存活的机会越大。

## 二、急救要点

### 1. 自救

落水者落水后千万不要心慌，应保持头脑清醒。迅速采取仰面位，头顶向后，口向上方，尽量使口鼻露出水面，以便能够进行呼吸；呼吸时，呼气宜浅，吸气宜深，这能使身体浮于水面，以待他人施救。千万不可将手上举或拼命挣扎，这样反而容易使人下沉。

会游泳者若因小腿腓肠肌痉挛（抽筋）而致淹溺，应息心静气，及时呼救以求得援助。同时，应将身体抱成一团，浮上水面，深吸一口气，再把脸浸入水中，将痉挛（抽筋）的下肢拇趾用力向前上方抬，使之跷起，持续用力，直到疼痛消失，痉挛也就停止。

2. 互救

救护者应保持镇静,尽可能脱去外衣裤,尤其要脱去鞋靴,迅速游到淹溺者附近。对于筋疲力尽的淹溺者,救护者可从头部接近;对神志清醒的淹溺者,救护者应从背后接近,用一只手从背后抱住淹溺者的头颈,另一只手抓住淹溺者的手臂游向岸边。救援时救护者要防止被淹溺者紧抱缠身而双双发生危险,如被抱住,应放手自沉,从而使淹溺者手松开,以便再进行救助。

3. 医疗急救

(1) 清除口鼻淤泥、杂草、呕吐物等,打开气道。

(2) 倒水。常用的倒水方法有:

① 膝顶法。将淹溺者腹部置于抢救者屈膝的大腿上,头部向下,按压背部迫使其呼吸道和胃内的水倒出,但不可因倒水时间过长而延误复苏。

② 抱腹法和肩顶法。由施救者抱起淹溺者腰腹部,或用肩顶住腰腹部,扛起淹溺者,使背部朝上,头部下垂予以倒水(见图 8-1)。

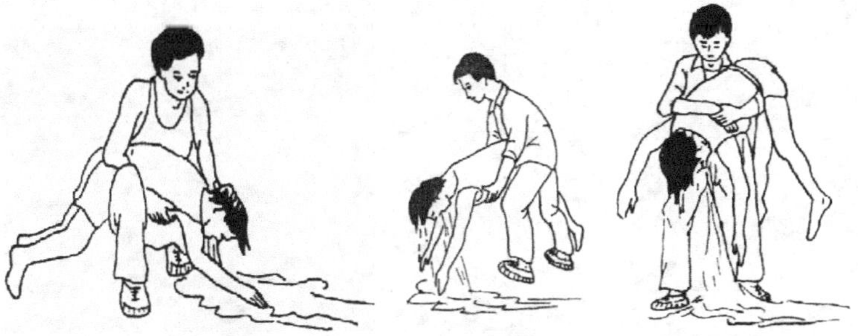

(a) 膝顶法　(b) 抱腹法　(c) 肩顶法

**图 8-1　倒水的方法**

（3）对呼吸、心搏停止者应迅速进行心肺复苏。

**4. 药物急救**

淡水淹溺用3%生理盐水500毫升静脉滴注；海水淹溺用5%葡萄糖500～1 000毫升静脉滴注，或用右旋糖酐500毫升静脉滴注。此外，糖皮质激素可防治脑水肿、肺水肿、急性呼吸窘迫综合征，并能减轻溶血反应。

**5. 其他对症治疗**

心力衰竭者可用西地兰和速尿静脉注射；肺部感染者应选用作用强的抗生素；脑水肿、肺水肿、溶血反应者应用糖皮质激素；急性肾功能衰竭者可用20%甘露醇、速尿；可酌情使用呼吸兴奋剂。

（余海洋　张利远）

# 中暑的急救 第九讲

**【病例介绍】** 某夏日中午，在高温环境下作业的36岁男性，突然出现头痛、头晕、口渴、多汗的症状。其四肢无力发酸、注意力不集中、动作不协调，随后逐渐出现四肢无力，神志模糊，甚至晕倒昏迷。随后立即送往医院急救，诊断为"重症中暑"。

中暑是在暑热天气、湿度大以及无风的环境条件下，主要以体温调节中枢功能障碍、汗腺功能衰竭和水电解质丧失过多为特征的疾病。

## 一、中暑的病因

中暑的原因是非常多的。在高温的车间工作，如果通风也差，则极易发生中暑；农田或露天作业时，由于受阳光直接暴晒，再加上大地受阳光的暴晒而使地表温度升高，易使人的脑膜充血，大脑皮层缺血而引起中暑。空气中湿度的增加也易诱发中暑。此外，精神过度紧张、人员过于密集、工作强度过大、时间过长、睡眠不足、过度疲劳等均为中暑的常见诱因。年老、体弱、肥胖、饮酒、饥饿、失水、失盐、穿着紧身不透气的衣裤以及发热、甲状腺功能亢进、糖尿病、心血管病、广泛皮肤损害、先天性汗腺缺乏症和服用阿托品或其他抗胆碱能神经药物而影响汗腺分泌等，都是中暑的发病因素。

## 二、发病机理

正常人体在下丘脑体温调节中枢的控制下，产热和散热处于动态平衡，维持体温在 37 ℃左右。在运动时，机体代谢加速，产热增加，人体借助于皮肤血管扩张、血流加速、汗腺分泌增加以及呼吸加快等，将体内产生的热量送达体表，通过辐射、传导、对流及蒸发等方式散热，以保持体温在正常范围内。当气温超过皮肤温度（一般为 32 ~ 35 ℃），或环境中有热辐射源（如电炉、明火），或空气中湿度过高而通风又不良时，机体内的热量难于通过辐射、传导、蒸发、对流等方式散发，甚至还会从外界环境中吸热，造成体内热量储积，从而引起中暑。

根据发病机制和临床表现不同，通常将中暑分为热痉挛、热衰竭和热（日）射病。上述三种情况可顺序发展，也可交叉重叠。其中，热（日）射病是一种致命性疾病，病死率较高。

## 三、中暑程度判断

中暑按病情轻重可分为三种情况。

### 1. 先兆中暑

在高温环境下，人体可能会出现头晕、眼花、耳鸣、恶心、胸闷、心悸、无力、口渴、大汗、注意力不集中、四肢发麻等症状，此时体温正常或稍高，一般不超过 37.5 ℃，此为先兆中暑的表现，若及时采取措施，如迅速离开高温现场等，多能阻止中暑的发展。

### 2. 轻度中暑

轻度中暑除有先兆中暑表现外，还有面色潮红或苍白、恶心、呕吐、气短、大汗、皮肤热或湿冷、脉搏细弱、心率增快、血压下降等呼吸、循环衰竭的早期表现，此时体温超过 38 ℃。

### 3. 重度中暑

重度中暑者除先兆中暑、轻度中暑的表现外，还伴有昏厥、昏迷、痉挛或高热，其症状可分为以下三种。

（1）热衰竭：体内没有大量积热，中暑者可出现面色苍白、皮肤湿冷、脉搏细弱、呼吸浅而快、晕厥、昏迷、血压下降等症状。

（2）热痉挛：与高温无直接关系，而是发生在剧烈劳动或运动后。由于大量出汗后只饮水而未补充盐分，导致血钠、血钾、氯化物降低，而引起阵发性疼痛性肌肉痉挛（俗称抽筋），口渴，尿少，但体温正常。

（3）热（日）射病：即强烈的阳光照射头部，造成颅内温度增高。中暑者出现剧烈头痛、头晕、恶心、呕吐、耳鸣、眼花、烦躁不安、神志障碍，重者发生昏迷，体温可轻度升高。

## 四、现场急救

中暑急救措施如图 9-1 所示。

（1）脱离高温环境。迅速将中暑者转移至阴凉通风处休息，使其平卧，头部抬高，松解衣扣。

（2）补充液体。如果中暑者神志清醒，并无恶心、呕吐，可饮用含盐的清凉饮料、茶水、绿豆汤等，以起到既降温又补充血容量的作用。

（3）人工散热。可采用电风扇吹风等散热方法，但不能直接对着患者吹风，防止造成感冒。

（4）冰敷或头部冷敷。在患者头部、腋下、腹股沟等大血管处放置冰袋（可将冰块、冰棍、冰激凌等放入塑料袋内，密封即可），并可用冷水或30%酒精擦浴直到皮肤发红。

（5）每10～15分钟测量1次体温。观察患者的脉搏率，若在每分钟110次以下，则表示体温仍可忍受，若达到110次以上，应停止使用降温的方法，观察约10分钟后，若体温继续上升，再重新给予降温。

（6）患者恢复知觉后，可喂其盐水，但不能给予刺激食物。此外，依患者之舒适程度，身上可以加覆盖物。

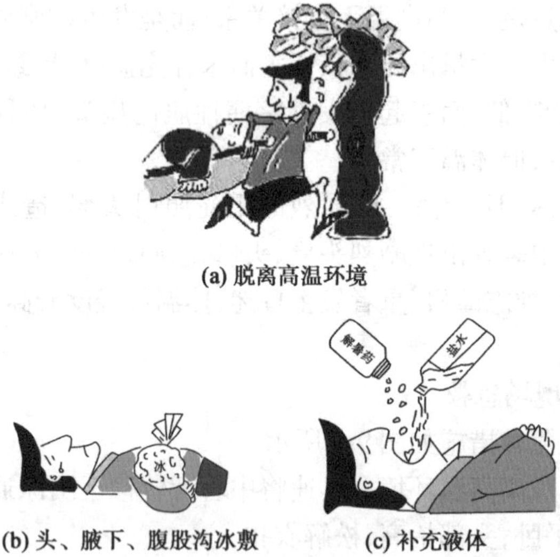


(a) 脱离高温环境

(b) 头、腋下、腹股沟冰敷

(c) 补充液体

**图9-1　中暑急救措施**

（余海洋）

# 咯血的急救　第十讲

【病例介绍】　患者女性，1 天前出现无明显诱因的咯血，为鲜红色，量约 10 毫升，并伴有左侧胸部隐痛，呈阵发性发作，自述夜间偶有低热、盗汗，咯血后出现轻度干咳，无呼吸困难不适，遂来医院就诊，诊断为“咯血”，住院治疗。

咯血指喉及喉以下部位出血（环状软骨为界）并被咯出或吞咽。

大咯血指每次咯血超过 100 毫升或 24 小时咯血超过 500 毫升，但部分人出血后将血吞咽入胃，或因无力咯出而积存于气道，咯血数量不足以反映实际病灶，若有面色苍白、冷汗、血压下降等危重病况，仍视为大咯血。

## 一、病因及发病机理

咯血原因很多，主要见于呼吸系统和心血管疾病。

（1）源于支气管疾病：常见有支气管扩张症、支气管肺癌、支气管内膜结核和慢性支气管炎等，其发生机制主要是炎症、肿瘤、结石致支气管黏膜或毛细血管通透性增加，也可能是黏膜下血管破裂所致。

（2）源于肺部疾病：常见于肺结核、肺炎、肺脓肿等疾病，较少见于肺淤血、肺梗死、肺寄生虫病、肺真菌病、肺泡炎。在我国引起咯血的首要原因仍为肺结核。

（3）源于心血管疾病：较常见于二尖瓣狭窄，其次为先天性心脏病所致肺动脉高压或原发性肺动脉高压，另有肺栓塞、肺血管炎、高血压病、血管畸形、心肺血管相通等。心血管疾病引起的咯血表现为小量咯血或痰中带血、大量咯血、粉红色泡沫样血痰和黏稠暗红色血痰。

（4）其他病源：风湿类疾病，包括结缔组织病（风湿类疾病是一大范畴，引起咯血主要是累及肺的肺血管炎所致）；肺血管畸形及先天肺结构异常；非感染性肺炎（如尘肺、外源性过敏性肺泡炎、过敏性肺炎、肺微石病等）；血液病，影响出、凝血机制及各种原因所致 DIC（弥散性血管内凝血）。

（5）引起咯血的物理因素：震荡肺、胸部外伤、肺外科手术及气管断裂。

## 二、咯血的临床特征

### 1. 年龄

青壮年咯血常见于肺结核、支气管扩张、二尖瓣狭窄等。40 岁以上有长期吸烟史者（每天吸烟 20 支，烟龄 20 年以上），应高度注意支气管肺癌的可能性。儿童慢性咳嗽伴少量咯血与低色素贫血，须注意特发性含铁血黄素沉着症的可能。

### 2. 咯血量

咯血量大小的标准尚无明确的界定，但一般认为每日咯血量在 100 毫升以内为小量，100 ~ 500 毫升为中等量，500 毫升以上或一次咯血100～500毫升为大量。大咯血主要见于空洞型肺结核、支气管扩张和慢性肺脓肿。支气管肺癌少有大咯血，主要表现为痰中带血，呈持续或间断性。慢性支气管炎和支原体肺炎也可以出现痰中带血或血性痰，常伴有剧烈咳嗽。

**3. 颜色和性状**

因结核、支气管扩张症、肺脓肿和出血性疾病所致咯血，其颜色为鲜红色；铁锈色血痰可见于典型的肺炎球菌肺炎，也可见于肺吸虫病和肺泡出血；砖红色胶冻样痰见于典型的肺炎克雷伯杆菌肺炎；二尖瓣狭窄所致咯血多为鲜红色；左心衰竭所致咯血为浆液性粉红色泡沫痰；肺梗死引起咯血为黏稠暗红色血痰。

## 三、防治与急救

**1. 痰中带血或小量咯血**

对症治疗为主，休息，镇静，必要时给予止咳、止血剂及病因治疗。

**2. 中量或大咯血**

(1) 基本治疗：卧床休息，保持气道通畅，注意体位(患侧卧位)，轻轻将气管内存留的积血咳出。吸痰，吸血，酌情补液。若大咯血应及时输血，帮助消除紧张情绪，防治感染及病因治疗等。

(2)药物治疗：

① 垂体后叶素：可收缩肺小动脉，降低肺静脉压而止血。

② 扩血管药：降低肺动脉压，减少肺血流量，肺血流入扩张的四肢、躯干血管，起到“内放血”作用。常用扩血管药有普鲁卡因、酚妥拉明、阿托品、654-2、冬眠灵、催产素、心痛定

等，单用、合用均可。

③ 皮质激素：增加血管能力，减少渗出，降低肝素水平，主要用于结核及炎症出血。

④ 一般止血药：作用于出、凝血障碍，对大咯血已止住，小量出血者适用。如6-氨基乙酸、安络血、维生素K、云南白药、止血粉等。

⑤ 其他：如10%高渗盐水20毫升；肿瘤患者并大咯血，可局部放射治疗。

（3）纤支镜局部止血。由纤支镜注入止血剂如肾上腺素加冷盐水、凝血酶原或纤维蛋白原等，不宜用于大咯血。

（4）支气管动脉栓塞。此方法适应于反复咯血、部位不定、不宜手术、保守治疗无效、诊断不明、肺切除后出血。

（5）手术及其他。手术一般是为了根除病因，同时停止咯血。如明确的单侧支扩有手术指征者、肺空洞性结核、肺脓疡、肺曲菌球、拟行手术的肺肿瘤。

### 3. 咯血窒息的抢救

窒息是大咯血的主要致死原因。防止咯血窒息应注意先兆症状，尤其是年幼、老、弱者。抢救的关键在于疏通呼吸道，维持肺功能。咯血窒息抢救时，应立即体位引流，可取头低脚高45°俯卧位，迅速排出积血；用较粗有侧孔的鼻导管插入气道，边进边吸，尽量深达隆突；必要时尽快用硬质气管镜进行吸引。呼吸停止时应用人工辅助呼吸、给氧、输液、输血等。

以上措施仅用来治疗咯血，绝不要忘记病因治疗，尽快明确咯血病因，从病因上治疗才能根治。

（郭培培　张利远）

# 呕血的急救 第十一讲

**【病例介绍】** 某男,37 岁,5 天前感上腹隐痛,大便呈柏油状,午饭时忽呕吐暗红色血液500毫升,伴头昏、心悸、出冷汗,血压下降;既往有血吸虫病病史多年。来院检查,诊断为"血吸虫病肝硬化引起的食管静脉曲张破裂出血",随后住院治疗。

呕血是上消化道(指屈氏韧带以上的消化道,包括食管、胃、十二指肠、肝、胆、胰)或全身性疾病所致的上消化道出血,血液经口腔呕出。常伴有黑便,严重时可有急性周围循环衰竭的表现。

## 一、病因

### 1. 消化系统疾病

(1) 食管疾病:反流性食管炎、食管憩室炎、食管癌、食管异物、食管贲门黏膜撕裂、食管损伤等。

(2) 胃及十二指肠疾病:最常见为消化性溃疡,其次为急性糜烂出血性胃炎及服用非甾体药物(如阿司匹林、消炎痛等)和应激所引起的急性胃十二指肠黏膜病变;胃癌、胃泌素瘤及其他少见疾病,如平滑肌瘤、平滑肌肉瘤、淋巴瘤、息肉、胃扭转、憩室炎、结核、克罗恩病等。

(3) 门脉高压引起的食管胃底静脉曲张破裂或门脉高压所致胃病出血,食管异物戳穿主动脉可造成大量呕血,并危及生命。

**2. 上消化道邻近器官或组织的疾病**

胆道结石、胆道蛔虫、胆囊癌、胆管癌及壶腹癌出血均可引起大量血液流入十二指肠导致呕血。此外还有急慢性胰腺炎,胰腺癌合并脓肿破溃,主动脉瘤破入食管、胃或十二指肠,纵隔肿瘤破入食管等也可引起呕血。

**3. 全身性疾病**

(1) 血液疾病及其他凝血机制障碍等。

(2) 感染性疾病:流行性出血热、钩端螺旋体病、登革热、暴发型肝炎、败血症等。

(3) 结缔组织病:系统性红斑狼疮、皮肌炎、结节性多动脉炎累及上消化道。

(4) 其他:尿毒症、肺源性心脏病、呼吸功能衰竭等。

**4. 某些药物引起的出血**

某些激素类以及保泰松和其他药物可引起出血(呕血),如阿司匹林、咖啡因、呋喃妥因、洋地黄及氨茶碱等。

呕血的原因甚多,但以消化性溃疡引起的最为常见,其次为食管或胃底静脉曲张破裂,再次为急性糜烂性出血性胃炎和胃癌,判断呕血的病因时,应首先考虑上述4种疾病。当病因未明时，也应考虑一些少见疾病原因，如上消化道肿瘤、血管畸形、血友病、原发性血小板减少性紫癜等。

## 二、呕血临床表现及对机体的影响

### 1. 呕血与黑便

呕血前常有上腹部不适和恶心，呕吐出血伴随胃内容物，其颜色视出血量的多少及在胃内停留时间的长短及出血部位的不同而不同。

若出血量多、在胃内停留时间短、出血部位位于食管，则血色鲜红或混有血凝块，或呈暗红色；若出血量较少或在胃内停留时间长，则因血红蛋白与胃酸作用形成酸化正铁血红蛋白，呕吐物可呈棕褐色咖啡渣样。

呕血的同时因部分血液经肠道排出体外，可致便血或形成黑便。

### 2. 失血性周围循环障碍

上消化道出血患者随出血量多少而症状不一：出血少时，除头晕、畏寒外，多无血压、脉搏的变化；出血量大时，则有冷汗、四肢厥冷、心慌、脉搏增快等急性失血症状，甚至有急性周围循环衰竭的表现，如脉搏频数微弱、血压下降、呼吸急促及休克等。

### 3. 血液学改变

呕血的血液学改变最初可能不明显，随后由于组织的渗出及输液等原因，血液被稀释，血红蛋白及红细胞比容逐渐降低。

### 4. 其他

大量呕血可出现氮质血症、发热等症状。

## 四、呕血症状的估判

对出血量的估计和周围循环状态的判断对呕血病情的应对十分重要。

据研究，成人每日消化道出血量5～10毫升，粪便隐血试验将出现阳性；每日消化道出血50～100毫升，可出现黑便。胃内储积血量在250～300毫升可引起呕血。

一次出血量不超过400毫升时，因轻度血容量减少可由组织液及脾脏储血所补充，一般不引起全身症状。出血量超过400毫升，可出现全身症状，如头昏、心慌、乏力等。短时间内出血量超过1 000毫升，可出现周围循环衰竭表现。

对急性大出血严重程度的估判最有价值的指征是血容量减少所致的周围循环衰竭的临床表现，而周围循环衰竭又是急性大出血导致死亡的直接原因。因此，对急性消化道大出血患者，应将对周围循环状态的有关检查放在首位，并据此作出相应的紧急处理。血压和心率是关键指标，需进行动态观察，并综合其他指标加以判断。如果患者由平卧位改为坐位时出现血压下降、心率加快，则提示血容量明显不足，这是紧急输血的指征。如收缩压低于90 mmHg、心率大于120次/分，伴有面色苍白、四肢厥冷、烦躁不安或神志不清，则提示患者已进入休克状态，属严重大量出血，需积极抢救。

## 五、急救要点

维持生命体征、止血、抗休克及针对病因治疗是呕血急救的关键。

### 1．一般急救措施

卧床，密切观察患者血压、脉搏、呼吸、心率、尿量、神志等生命体征，必要时（如有条件）给予心电监护及危重症监护，吸氧。在活动性出血期禁食。定期检查血红蛋白浓度、血细胞比容等。

**2. 积极补充血容量及抗休克**

根据病情给予输液、输血，补充血容量等救护，可先用生理盐水或林格液。如收缩压低于 90 mmHg 或血红蛋白低于 70 g/L，应尽快输全血。肝硬化患者尽量输新鲜血，这是由于库存血含氮较多，易导致发生肝性昏迷；纠正酸碱代谢失衡。

**3. 采取有效的止血措施**

（1）局部药物。将去甲肾上腺素加入生理盐水中分次口服；凝血酶粉用生理盐水稀释后分次口服；应用抗酸剂，如 H2 受体阻滞剂及质子泵抑制剂（西咪替丁、奥美拉唑等）；止血剂、促凝血剂等（如止血敏、止血芳酸、凝血酶原等）；用生长抑素抑制胃酸、降低内脏血流量。

（2）内镜下止血。可在明确病因的基础上行内镜电凝、微波、激光、血管硬化注射、血管套扎等内镜下治疗。

（3）食管胃底静脉曲张破裂出血可以采用：① 三腔二囊管压迫止血；② 静脉滴注垂体后叶素；③ 经颈静脉肝内门体分流术。

（4）外科治疗。经内科积极止血治疗无效者或反复多次上消化道大出血者，应行外科手术治疗。

（郭培培）

# 休克的急救 第十二讲

**【事例介绍】** 近期在微博上一条关于健康的消息引发网友广泛关注:一位花季女孩因急性胃溃疡导致"失血性休克"而去世,年仅23岁。

胃溃疡在很多人看来已经不算重病,和胃溃疡长期"战斗"的人也有不少,这样的病真能夺人生命吗?这要从胃溃疡引起的休克说起。

休克系各种强烈致病因素作用于机体,使循环功能不全导致组织的氧供和氧需之间失衡,全身有效循环血量减少,组织的低灌流,伴有静脉血氧含量减少和代谢性酸中毒(乳酸中毒)所致。休克是一种常见的急性危重症,若不及时处理,将会带来严重后果。

## 一、休克的分类

为了便于临床上对休克患者的救治,按病因分类最为简明实用。

（1）低血容量性休克：患者丢失大量血液、血浆、水和电解质。

（2）创伤性休克：如烧伤休克。

（3）心源性休克：如急性心肌梗死休克。

（4）心脏受压性休克：如张力性气胸、心脏压塞等休克。

（5）心脏梗阻性休克：如肺栓塞、机械通气、主动脉机械梗阻等休克。

（6）感染性休克。

（7）神经源性休克。

（8）其他：如过敏性、胰岛素性休克等。

显然，这些休克的患者，特别是心脏受压和心脏梗阻性休克，如不立即解除病因，进行积极抗休克治疗，他们将迅速死亡。

## 二、休克的病理生理特征

休克由于病因不同，在病理生理方面有很大区别。其主要特征表现为：微循环障碍、体液代谢改变、身体重要脏器继发性损害等。

### 1. 微循环障碍

休克发生后微循环血量锐减，血管内压下降，体内释放出大量的儿茶酚胺，引起周围小血管及微血管、内脏小血管及微血管的平滑肌（包括毛细血管前括约肌）强烈收缩，临床表现为皮肤苍白，湿冷，脉搏细弱，尿量减少至每小时 30 毫升以下，此阶段为休克的早期，亦即休克的微循环收缩期，或称休克的代偿期。当循环血量进一步减少时，组织因灌流量不足而发生缺氧，迅速产生大量酸性物质（如丙酮酸及乳酸等），导致微血管平滑肌对儿茶酚胺反应性下降，微静脉血流缓慢而导致微循环淤滞现象，大量血液潴留于毛细血管内，持续的缺氧使组胺大量产生，进一步加重已处于关闭状态的毛细血管网扩大开放范围，从而使回心血量进一步减少。如果休克状态仍未得到有效控制，病情进一步发展，且毛细血管内血液黏稠度增加，毛细血管壁受损，微循环内形成大量微血栓，将造成所谓的病理性血管内凝血，组织器官由于细胞缺氧损害而发生的自溶将导致这些组织血管发生器质性损害，此时已进入休克的晚期即微循环衰竭期(DIC期)。

**2. 体液代谢变化**

休克时体内儿茶酚胺增多，儿茶酚胺作用于血管α受体，引起微动静脉吻合支开放，使血流绕过毛细血管而进一步加重组织灌流障碍的程度。组胺、激肽、前列腺素、内啡肽、肿瘤坏死因子等体液因子在休克的发展过程中发挥不同的致病作用。此外由于血液灌流量不足，通过一系列复杂的过程会导致细胞破坏自溶，并引起心肌收缩力下降，加重血流动力学障碍。

**3. 重要脏器受损**

休克持续超过10小时，即可发生内脏器官的不可逆损害。如有两个以上器官发生功能障碍，则称为多脏器功能衰竭，这是造成休克死亡的常见原因。

(1) 心脏受损。开始时心排血量减少，血压下降，冠状动脉灌流量减少，心肌缺氧受损、收缩力减弱，最终导致心衰。

(2) 肾受损。由于持续性低血压及体内儿茶酚胺增加，肾小球前微动脉痉挛，肾血流量显著减少，最后导致肾功能衰竭。

(3) 肺受损。休克时,肺的变化最为显著,肺泡上皮细胞受损,引起肺泡表面活性物质减少,肺泡萎陷,肺不张,导致肺通气障碍,造成低氧血症,临床出现呼吸困难,此时称为休克肺,这一表现标志着呼吸衰竭的出现。呼吸衰竭导致的死亡占休克死亡人数的1/3。

## 三、休克的诊断

由于休克病情变化快而复杂,各种致病因素和病情发展阶段的表现也不一样,因此必须了解休克的基本表现,进行全面观察和综合分析,才能得出比较正确的诊断。

### 1. 主要临床表现

(1) 意识不清,表情淡漠,或烦躁不安,但神志尚清楚,这是大脑缺氧的表现。严重休克时,意识逐渐模糊,乃至昏迷。

(2) 皮肤和黏膜苍白、潮湿,有时可发绀(紫)。肢端发凉,末梢血管充盈不良。周围静脉收缩,严重者硬如索状。

(3) 血压发生变化。血压只能反映心脏输出压力和周围阻力,不能代表组织的灌流情况。血压变化有重要的参考价值但不能以血压下降作为诊断休克的唯一标准。在代偿早期,由于周围血管阻力增加,还可能有短暂的血压升高,但舒张压升高更明显,因而脉压差减小(30 mmHg 以下),这是休克早期较为稳定的血压变化。只有失代偿时,才出现血压下降。

(4) 脉搏细弱而快。由于血容量不足,回心血量减少,心脏代偿增快,以维持组织灌流,但每次心搏出量甚少;以后更由于心肌缺氧、收缩乏力,导致脉搏无力细如线状,桡动脉、足背动脉等周边动脉摸不清。

(5) 呼吸快而深。这是缺氧和酸中毒的代偿表现,早期还可能有呼吸性碱中毒。除胸部损伤或并发心、肺功能衰竭外,少见呼吸困难者。

(6) 尿量减少。早期为肾前性,反映血容量不足、肾血流灌注不良;后期还可能是肾实质性损害。

**2. 早期诊断**

当有交感神经—肾上腺功能亢进征象时,即应考虑休克的可能。

(1) 早期症状诊断

早期症状诊断包括:① 血压升高而脉压差减小;② 心率增快;③ 口渴;④ 皮肤潮湿、黏膜发白、肢端发凉;⑤ 皮肤静脉萎陷;⑥ 尿量减少(少于25~30毫升/小时)。

(2) 确定诊断

存在下列征象时,则可肯定休克诊断。

① 收缩压 < 80 mmHg,脉压差 < 30 mmHg;

② 有组织血灌流不良的临床表现,如表情淡漠、烦躁不安、肢体湿冷、皮肤苍白或发绀等;

③ 尿量明显减少( < 25 毫升/小时);

④ 出现代谢性酸中毒,AB 和 SB 降低,AB < 22 mmol/L 或动脉血乳酸量超过 15 mg/dL。

**3. 实验室检查**

(1) 常规检查

检查项目包括红细胞计算、血红蛋白和红细胞压积指标,以了解血液稀释或浓缩情况;测定血浆电解质,主要是钾、钠、氯,进行血气分析,借以了解血液氧合、二氧化碳潴留和酸碱变化情况;尿常规检查;肝、肾功能检查;其他检查,如心电图,

X线片，胸、腹腔穿刺分泌物细菌学检查等，视伤情和病情而定。

(2) 进一步检查

进一步检查包括血乳酸测定，中心静脉压监测，心输出量、肺动脉压和肺动脉楔压。病情复杂并发血管内凝血可能时，要测定血液凝血功能（血小板计数、纤维蛋白元含量、凝血酶原时间及其他凝血因子测定等）。休克时间延长者应及时送血液细菌培养。

**4. 病因诊断**

详询病史（伤因、病因）经过，抓紧时间做全面查体，甚至一边治疗一边反复观察病情和查体。在前后对比中找出休克的病因线索，做好连续性的病情观察与记录十分重要。例如腹胸腔的内出血、骨盆骨折致腹膜后软组织内血肿、包膜下脾破裂、手术后继发性出血等情况，应特别警惕其延迟而发生休克。

## 四、休克的治疗

对休克患者宜及时、迅速地采取综合措施。同时，休克是由不同原因引起但有共同临床表现的综合征，应当针对引起休克的原因和休克不同发展阶段的重要生理紊乱特征采取相应的治疗措施。

**1. 一般紧急治疗**

积极处理引起休克的原发伤病，如创伤制动、大出血止血、保证呼吸道通畅等；使头和躯干抬高20～30度，下肢抬高15～20度，以增加回心血量（见图12-1）；及早建立静脉通路，并用药物维持血压；早期予以鼻管或面罩吸氧，注意保暖。

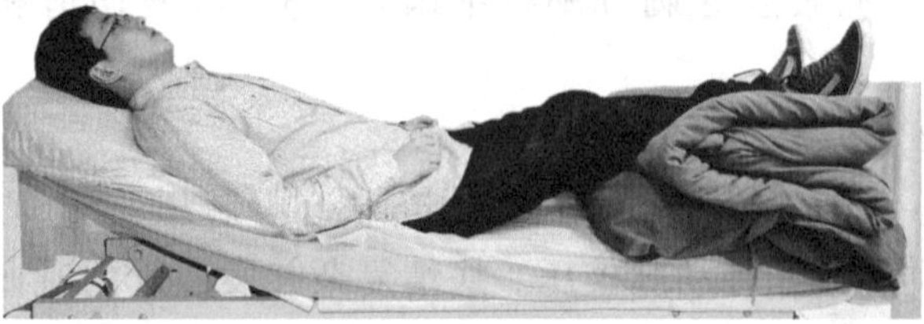

图 12-1　休克急救时的体位

2. 补充血容量

补充血容量是纠正休克引起的组织低灌注和缺氧的关键。应在连续监测动脉血压、尿量和 CVP(中心静脉压)的基础上,结合患者皮肤温度、末梢循环、脉搏幅度及毛细血管充盈时间等微循环情况,判断补充血容量的效果。通常首先采用晶体液,但由于其维持扩容作用的时间仅 1 小时左右,故还应准备全血、血浆、压缩红细胞、白蛋白或血浆增量剂等胶体液输注。也可用 3% ~7.5% 高渗盐溶液行休克复苏治疗,通过高渗溶液的渗透压作用,析出组织间隙和肿胀细胞内的水分,起到扩容的效果,高钠还有增加碱储备和纠正酸中毒的作用。

3. 积极处理原发病

外科疾病引起的休克多存在于需手术处理的原发病变,如内脏大出血的控制、坏死肠袢切除、消化道穿孔修补和脓液引流等。应在迅速恢复有效循环血量后,及时手术处理原发病变,从而有效地治疗休克。有些情况则应在积极抗休克救治的同时进行手术,以免延误抢救时机。

4. 纠正酸碱平衡失调

休克患者由于组织灌注不足和细胞缺氧常有不同程度的

酸中毒,而酸性内环境对心肌、血管平滑肌和肾功能均有抑制作用。在休克早期,又可能因过度换气引起低碳酸血症、呼吸性碱中毒。按照氧合血红蛋白解离曲线(简称氧离曲线)的规律,碱中毒使血红蛋白氧离曲线左移,氧不易从血红蛋白中释出,可使组织缺氧加重,故不主张早期使用碱性药物;而酸性环境有利于氧与血红蛋白解离,从而增加组织供氧,机体在获得充足血容量和微循环改善后,轻度酸中毒常可缓解而不需再用碱性药。但重度休克合并酸中毒经扩容治疗不满意时,仍需使用碱性药物。

**5. 血管活性药物的应用**

严重休克时,单用扩容治疗不易迅速改善循环和升高血压。若血容量已基本补足但循环状态仍未好转,表现为发绀、皮肤湿冷时,则应选用血管活性药物。

(1) 血管收缩剂

一般药物有血管收缩剂(去甲肾上腺素、间羟胺和多巴胺等)。去甲肾上腺素是以兴奋 α 受体为主、轻度兴奋 β 受体的血管收缩剂,能兴奋心肌,收缩血管,升高血压及增加冠状动脉血流量,作用时间短。常用量为 0.5 ~ 2 mg,加入 5% 葡萄糖溶液 100 mL 静脉滴注。

间羟胺(阿拉明)间接兴奋 α 和 β 受体,对心脏和血管的作用类同于去甲肾上腺素,但作用弱,维持时间约 30 分钟。常用量为 2 ~ 10 mg 肌注或 2 ~ 5 mg 静脉注射;也可 10 ~ 20 mg加入 5% 葡萄糖溶液 100 mL 静脉滴注。

多巴胺是最常用的血管收缩剂,具有兴奋 α,β 和多巴胺受体的作用,其药理作用与剂量有关。小剂量[ <10 μg/(min · kg)]时,主要是兴奋 α,β 和多巴胺受体作用,可增强心肌收缩力和增

加心输出量，并扩张肾和胃肠道等内脏器官血管；大剂量[>15 μg/(min·kg)]时则为兴奋α受体作用，增加外周血管阻力。抗休克时主要取其强心和扩张内脏血管的作用，宜采取小剂量。为提升血压，可将小剂量多巴胺与其他缩血管药物合用，而不应增加多巴胺的剂量。

多巴酚丁胺对心肌的正性肌力作用较多巴胺强，能改善心泵功能。常用量为2.5~10 g/(min·kg)，小剂量有轻度缩血管作用。异丙基肾上腺素是增强心肌收缩和提高心率的β受体兴奋剂，剂量为0.1~0.2 mg溶于100 mL输液中。因多巴酚丁胺对心肌有强大收缩作用，易发生心律紊乱，故不能用于心源性休克。

(2) 血管扩张剂

血管扩张剂分受体阻滞剂和抗胆碱能药两类。前者包括酚妥拉明、酚苄明等，能解除去甲肾上腺素所引起的小血管收缩和微循环淤滞，并增强左室收缩力。其中酚妥拉明作用快，持续时间短，剂量为0.1~0.5 mg/kg加于100 mL静脉输液中。酚苄明是一种α受体阻滞剂，兼有间接反射性兴奋β受体的作用，能轻度增加心脏收缩力、心排出量和心率，同时增加冠状动脉血流量，降低周围循环阻力和血压。作用时间可维持3~4天，用量为0.5~1.0 mg/kg，加入5%葡萄糖溶液或0.9%氯化钠200~400 mL溶液内，1~2小时滴完。

抗胆碱能药物包括阿托品、山莨菪碱和东莨菪碱。临床上较多用于休克治疗的是山莨菪碱(人工合成品为654-2)，可对抗乙酰胆碱所致平滑肌痉挛使血管舒张，从而改善微循环；还可通过抑制花生四烯酸代谢，降低白三烯、前列腺素的释放而保护细胞，是良好的细胞膜稳定剂。尤其是在外周血管痉挛时，对提高血压、改善微循环、稳定病情，效果较明显。用法是每次 10 mg，每 15 分钟一次，静脉注射，或者 40 ~ 80 mg/h持续泵入，直到临床症状改善。

硝普钠也是一种血管扩张剂，作用于血管平滑肌，能同时扩张小动脉和小静脉，但对心脏无直接作用。静脉用药后可降低前负荷。剂量为 100 mL 液体中加入 5 ~ 10 mg 静脉滴注，滴速应控制在 20 ~ 100 μg/min，以防其中的高铁转变为亚铁离子。用药超过 3 天者应每日检测血硫氰酸盐浓度，超过 12.8% 时即应停药。

（3）强心药

强心药包括兴奋 α 和 β 肾上腺素能受体兼有强心功能的药物，如多巴胺和多巴酚丁胺等，其他还有强心甙如西地兰，可增强心肌收缩力，减慢心率。当在中心静脉压监测下，输液量已充分但动脉压仍低，而其中心静脉压显示已达 15 $cmH_2O$以上时，可经静脉注射西地兰行快速洋地黄化，剂量低于0.8 mg/d，首次剂量 0.4 mg 缓慢静脉注射，有效时可再给维持量。

休克时应结合当时的主要病情选择血管活性药物，如休克早期主要病情与毛细血管前微血管痉挛有关；后期则与微静脉和小静脉痉挛有关。因此，应采用血管扩张剂配合扩容治疗。在扩容尚未完成时，如果有必要，也可适量使用血管收缩剂，但剂量不宜太大、时间不能太长，应抓紧时间扩容。为了兼顾各重要脏器的灌注水平，常将血管收缩剂与扩张剂联合应用。如以去甲肾上腺素 0.1 ~ 0.5 μg/(kg · min) 和硝普钠 1.0 ~ 10 μg/(kg · min) 联合静脉滴注，可增加心脏指数 30%，减少外周阻力 45%，使血压提高到 80 mmHg 以上，尿量维持在40 mL/h以上。

### 6. 治疗DIC，改善微循环

对诊断明确的DIC可用肝素抗凝，一般按1.0 mg/kg的剂量，每6小时一次，成人首次可用10 000U（1 mg相当于125 U左右）。有时还使用抗纤溶药物，如氨甲苯酸、氨基乙酸，抗血小板粘附和聚集的阿司匹林、潘生丁和小分子右旋糖酐。

### 7. 皮质类固醇和其他药物的应用

皮质类固醇可用于感染性休克和其他较严重的休克，但应防止使用皮质类固醇后可能产生的不良反应，一般只用1～2次。

此外，休克时细胞线粒体内ATP合成明显下降，能量生成减少，细胞缺乏能量，外源性ATP能够通过正常骨骼肌细胞膜，尤其是缺血、缺氧致细胞膜通透性增强时药物更容易进入。应用三磷酸腺苷、氯化镁疗法，具有增加细胞内能量、恢复细胞膜钠-钾泵的作用，有防治细胞肿胀和恢复细胞功能的效果。

## 五、休克现场急救

（1）积极处理引起休克的原发伤病，如创伤制动、大出血止血。

（2）保证呼吸道通畅等。

（3）体位采取头和躯干抬高20～30度，下肢抬高15～20度。

（4）注意保暖。

（余　湛　张利远）

# 昏迷的急救 第十三讲

**【病例介绍】**　患者女性,65岁,有糖尿病病史,半小时前被家人发现意识不清,呼之不应,身边没有呕吐物,没有空药瓶,遂拨打120送入医院抢救室。入院后查体发现除全身大汗外其他无明显异常,血压、心跳、血氧饱和度都在正常范围,急测血糖:1.8 mmol/L,诊断为"低血糖昏迷"。立即给予50%的葡萄糖40 mL静脉推注后,患者清醒。

昏迷就是持续的意识丧失。当人脑的正常功能受到严重干扰时,人往往会陷入无知觉的状态,大声喊叫或摇动患者均不能使其醒来,这就是昏迷的症状。昏迷可以缓慢地形成,也可以突然发生。

## 一、病因

导致昏迷的常见原因有:

(1) 呼吸系统失调:如窒息、一氧化碳中毒;

(2) 循环系统失调:如严重出血、心脏停搏、电击;

(3) 新陈代谢平衡失调:如血糖过高或过低;

(4) 脑部受损:如脑血管意外(中风)、脑受压、脑受震等;

(5) 其他因素:包括醉酒、中暑、受寒、癫痫、小儿高热惊厥等。

## 二、救护措施

(1) 保持昏迷者气道畅通,按额提颏,张开气道,清除其口腔内的阻塞物;

(2) 检查呼吸和脉搏,有需要时施行人工呼吸或心肺复苏;

(3) 检查患者身体各部分有没有严重受伤及骨折,若有须立即止血及处理;

(4) 记录损伤及检视患者随身的病历文件,以备参考;

(5) 若患者仍有呼吸和脉搏,而其颈和脊椎骨亦没有受伤,可使其侧卧;

(6) 注意给患者保暖,加以安慰,切勿给其进食,尽快送往医院救治。

## 三、昏迷的护理

### 1. 饮食护理

应给予患者高热量易消化流质食物;不能吞咽者给予鼻饲。鼻饲食物可为牛奶、米汤、菜汤、肉汤和果汁水等,另外也可将牛奶、鸡蛋、淀粉、菜汁等调配在一起,制成稀粥状的混合奶鼻饲,每次鼻饲量200~350毫升,每日4~5次。鼻饲时应加强患者所用餐具的清洗和消毒。

### 2. 保持呼吸道通畅、防止感冒

长期昏迷的患者机体抵抗力较弱，要注意给其保暖，防止受凉感冒。无论患者取何种卧位都要使其面部转向一侧，以利于呼吸道分泌物的引流；当患者有痰或口中有分泌物和呕吐物时要及时吸出或抠出；每次翻身变换体位时，应轻扣患者背部，以防吸入性或坠积性肺炎的发生。

### 3. 预防褥疮

昏迷患者预防褥疮最根本的办法是定时翻身，一般每2～3小时翻身一次。另外还要及时更换潮湿的床单被褥和衣服。

现以置患者于右侧卧位为例介绍翻身法：第一步，家属立于患者右侧，先使患者平卧，然后将其双下肢屈起；第二步，家属将左手臂放于患者腰下，右手臂置于其大腿根下部，然后将患者抬起并移向右侧（家属侧），再将左手放在患者肩下部，右手放于腰下，抬起移向右侧；第三步，将患者头颈躯干同时转向右侧（即右侧卧位）；最后一步，在患者背部、头部各放一枕头，以支撑其翻身体位并使患者舒适（见图 13-1）。

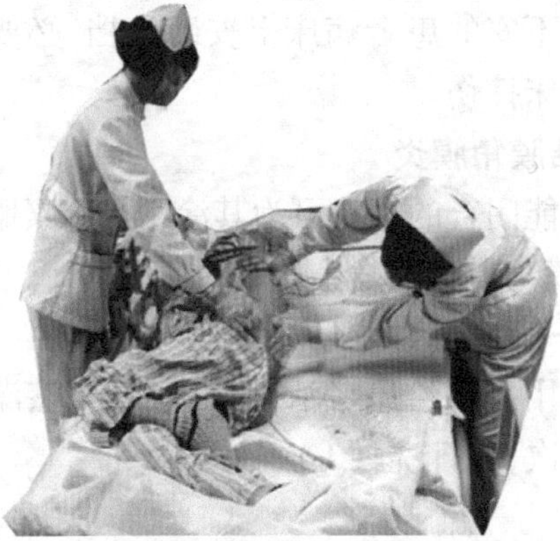

图 13-1　预防褥疮翻身法

### 4. 预防烫伤

长期昏迷的患者末梢循环不良，冬季时手脚容易冰凉，家人在为其使用热水袋取暖时，一定要注意温度不可过高，一般应低于 50 ℃以防发生烫伤。

### 5. 防止便秘

长期卧床的患者容易便秘，为了防止便秘每天可给患者吃一些香蕉、蜂蜜和含纤维素多的食物，每日早晚给患者按摩腹部。3 天未大便者应服用麻仁润肠丸或大黄、果导片等缓泻药，必要时可用开塞露帮助排便。

### 6. 防止泌尿系统感染

患者如能自行排尿，则要及时更换尿湿的衣服、床单和被褥。如患者需用导尿管帮助排尿，每次清理患者尿袋时要注意无菌操作，导尿管要定期更换。帮助患者翻身时不可将尿袋抬至高于其卧位水平高度，以免尿液反流造成泌尿系统感染。

### 7. 防止坠床

应在躁动不安的患者病床上安装床挡，必要时使用保护带防止患者坠床摔伤。

### 8. 预防结膜角膜炎

对眼睛不能闭合的患者可为其涂用抗生素眼膏并加盖湿纱布，以防结膜角膜炎的发生。

### 9. 其他一般护理

每天饭后用盐水给患者清洗口腔，每周擦澡 1 ~ 2 次，每日清洗外阴 1 次，隔日洗脚 1 次。

（贺兰兰）

# 中毒的急救 第十四讲

中毒指有毒化学物质进入人体后达到中毒量而对人体产生损害的全身性疾病。引起中毒的化学物质称毒物。根据其来源和用途,毒物可分为工业性毒物、农药、药物、有毒动植物等。根据中毒的发展过程,可分为急性中毒和慢性中毒。大量毒物短时间内经皮肤、黏膜、呼吸道、消化道等途径进入人体,致使机体受损并发生功能障碍的,称为急性中毒;多次或长期接触少量毒物,经一定潜伏期而发生的中毒,称为慢性中毒。急性中毒,发病急骤,症状严重,变化迅速,不积极治疗可危及生命。

## 一、常见毒物来源

美国统计资料显示,99%急性中毒病例为药物所致。我国有人统计,中毒的主要毒物为镇静催眠药和抗精神病药,其次为一氧化碳、腐败变质食物或酒精(乙醇)等,城市急性中毒者的毒物常为镇静催眠药,在农村多为有机磷杀虫药。

(1)工业性毒物:主要是工业原材料,如化学溶剂、油漆、重金属汽油、氯气氰化物、甲醇硫化氢等。

(2) 农业性毒物:如有机磷农药、化学除草剂、灭鼠药、化肥等。

(3) 药物:许多药物(包括中药)服用过量均可导致中毒,如地高辛抗癫痫药、退热药、麻醉镇静药、抗心律失常药等。

(4) 动物性毒物:如毒蛇、蜈蚣、蜂类、蝎、蜘蛛、河豚、新鲜海蜇等。

(5) 食物性毒物:如过期或霉变食品、腐败变质食物、有毒食品添加剂。

(6) 植物性毒物:如野蕈类、乌头、白果等。

(7) 其他毒物:如强酸强碱、一氧化碳、化妆品、洗涤剂、灭虫剂等。

此外,根据毒物的物理状态还可将其分为挥发性与非挥发性毒物,根据毒物吸收方式分为食入、吸入、皮肤接触、吸收性毒物等。

引起中毒的原因可归结为职业性中毒和生活性中毒两类。前者多见于慢性中毒,与其职业环境紧密相关;后者包括意外误服、服毒自杀、被投毒等。

常见的毒物吸收途径有呼吸道、消化道以及皮肤黏膜。

## 二、常见中毒的判断

### 1. 了解毒物接触史

判定是否中毒时,应首先了解中毒者与毒物的接触情况。了解内容包括:

(1) 毒物种类或名称,摄入的剂量、途径、时间,出现中毒症状的时间或发现患者的时间及经过。

（2）发病的现场情况有无残余可疑毒物。

（3）对有服毒可能者，应了解其生活情况、精神状态、经常服用药物的种类，注意身边有无药瓶，家中的药物有无缺少，并估计其服药的剂量。

（4）若疑为食物中毒，应调查同餐进食者有无同样症状发生。

（5）对可疑一氧化碳气体中毒者，应注意观察室内炉火、烟囱及同室其他人的情况。

**2. 临床表现**

对突然发绀、呕吐、昏迷、惊厥、呼吸困难、休克而原因不明的人，要考虑急性中毒的可能，并立即呼叫120急救。

## 三、现场急救基本措施

**1. 中毒的急救原则**

中毒的急救基本原则是：

（1）立即脱离中毒现场；

（2）清除进入人体已被吸收或尚未被吸收的毒物；

（3）如有可能，选用特效解毒药；

（4）对症支持治疗。

**2. 现场急救**

现场急救的原则是尽快去除毒物、阻止吸收。

根据中毒症状，结合其身边存留的药瓶（袋）或剩余药物，尽可能迅速弄清中毒者是因什么药物引起的中毒；疑似自杀者应寻找遗言；对小孩错服误服药物的情况，要耐心细致询问，弄清药物的名称和服用量；紧急送往医院，运送途中应保持呼吸道通畅,防止呕吐物吸入气管,应将头转向一侧并及时清除呕吐物;对无呼吸心跳者,立即进行口对口人工呼吸和胸外心脏按压。

中毒急救的具体办法包括催吐、洗胃、导泻、解毒。

(1) 催吐。对于神志清醒的经口中毒的患者,在不耽误及时运送医院的情况下,可予以物理刺激催吐,嘱其用手指压舌根、用筷子或鸡毛等刺激咽后壁或舌根诱发呕吐。未见效时,嘱其饮温水 200 ~ 300 毫升,然后再用上述方法刺激呕吐。如此反复进行,直到呕出清亮胃内容物为止。

(2) 洗胃。一般在催吐后马上喝温水 500 毫升,再催吐,如此反复,直至救护车赶到。若中毒者已昏迷,则应取侧卧位,以免误吸。

(3) 导泻。如果患者摄入毒物已超过 2 ~ 3 小时,但神志清楚,则可服用泻药,促使毒物排出。一般可用大黄 30 克泡饮,或番泻叶 15 克泡饮。

(4) 解毒。根据毒物不同,服用不同的解毒剂。对于强酸强碱等腐蚀性毒物,可以服用鲜牛奶、鸡蛋清或其他含蛋白质的饮料。若是吃了变质的鱼虾等引起的食物中毒,可取食醋 100 毫升,加水 200 毫升,稀释后口服。

## 有机磷农药中毒

**【事例介绍】** 一老汉给果园里的苹果树喷洒杀虫药"乐果"。天气太热,他就干脆赤膊上阵喷洒农药。一小时后,老汉就感到头晕、恶心并呕吐,腹部疼痛难忍。家人急呼 120 送往医院急诊科,经抢救老汉脱离危险,出院诊断为"急性有机磷农药中毒"。事后分析,原来是紧贴在后背的农药罐发生渗漏，农药透过皮肤渗透到体内引起的中毒。

有机磷农药是20世纪50年代开始生产使用的一类有机磷酸酯或硫化磷酸酯类化合物，大都呈油状或结晶状，色泽由淡黄至棕色，稍有挥发性，有蒜味。除敌百虫外，有机磷农药一般难溶于水，不易溶于多种有机溶剂，在酸性环境中稳定，在碱性环境中易分解失效。甲拌磷和三硫磷耐碱、敌百虫遇碱能变成毒性更强的敌敌畏。常用剂型有乳剂、油剂和粉剂等。

有机磷农药中毒时，农药经皮肤、呼吸道、消化道等途径进入人体，主要通过抑制体内胆碱酯酶活性，使人失去分解乙酰胆碱的能力，引起体内乙酰胆碱大量蓄积，使胆碱能神经持续过度兴奋，表现毒蕈碱样、烟碱样和中枢神经系统等中毒症状和体征。严重中毒者，常死于呼吸衰竭。

我国生产的有机磷杀虫药按照其毒性可以分为四类：

(1) 剧毒类：如甲拌磷、内吸磷、对硫磷；

(2) 高毒性类：如甲基对硫磷、甲胺磷、氧乐果、敌敌畏；

(3) 中毒性类：如乐果、乙硫磷、敌百虫；

(4) 低毒性类：如马拉硫磷。

**1. 有机磷中毒的常见原因**

(1) 生产过程原因

在杀虫药精制、出料和包装过程中，手套破损或衣服、口罩污染；生产设备密闭不严，化学物跑、冒、滴、漏；在事故抢修过程中，杀虫药通过皮肤和呼吸道吸收所致。

(2) 使用过程中原因

施药人员喷洒杀虫药时，药液污染皮肤或渗透衣服由皮肤吸收，以及杀虫药挥发到空气中；配药浓度过高或以手直接接触杀虫药原液也可引起中毒。

（3）生活中原因

由于误服、自服或摄入被杀虫药污染的水源和食物，也有因误用有机磷杀虫药治疗皮肤病或驱虫而发生的中毒。

**2. 急性有机磷中毒的临床表现**

急性中毒发病时间与毒物品种、剂量和侵入途径密切相关。经皮肤吸收的有机磷中毒一般在接触2～6小时后发病，而若口服中毒将在10分钟至2小时内出现症状。一旦中毒症状出现，病情发展十分迅速。

（1）局部损害

敌敌畏、敌百虫、对硫磷、内吸磷接触皮肤后可引起过敏性皮炎，并可出现水泡和脱皮；有机磷杀虫药滴入眼部可引起结膜充血和瞳孔缩小。

（2）毒蕈碱样症状

毒蕈碱样症状出现最早，主要是副交感神经末梢兴奋所致，类似毒蕈碱作用，表现为平滑肌痉挛和腺体分泌增加。临床表现先有恶心、呕吐、腹痛、多汗，后有流泪、流涕、流涎、腹泻、尿频、大小便失禁、心跳减慢和瞳孔缩小、支气管痉挛和分泌物增加、咳嗽、气急，严重患者出现肺水肿。

（3）烟碱样症状

乙酰胆碱在横纹肌神经肌肉接头处过度蓄积和刺激，可使面、眼睑、舌、四肢和全身横纹肌发生肌纤维颤动，甚至全身肌肉强直性痉挛。患者常有全身紧束和压迫感，而后发生肌力减退和瘫痪，呼吸肌麻痹引起周围性呼吸衰竭。交感神经节受乙酰胆碱刺激，其节后交感神经纤维末梢释放儿茶酚胺使血管收缩，引起血压增高、心跳加快和心率失常。

(4) 中枢神经系统症状

中枢神经系统受乙酰胆碱刺激后可使人头晕、头痛、疲乏、共济失调、烦躁不安、谵妄、抽搐和昏迷。

口服乐果和马拉硫磷中毒者，经急救后临床症状好转，可在数日至一周后突然再次昏迷，甚至发生肺水肿或突然死亡。症状复发可能与残留在皮肤、毛发和胃肠道的有机磷杀虫药重新被吸收或解毒药停用过早或其他尚未阐明的机制有关。

**3. 急性有机磷中毒程度分级**

急性有机磷中毒程度可分为三级。

(1) 轻度中毒

轻度中毒有头晕、头痛、恶心、呕吐、多汗、胸闷、视力模糊、无力、瞳孔缩小等表现。

(2) 中度中毒

除上述症状外，中度中毒还有肌纤维颤动、瞳孔明显缩小、轻度呼吸困难、流涎、腹痛、步态蹒跚等症状，但意识清楚。

(3) 重度中毒

重度中毒除上述症状外，还可出现昏迷、肺水肿、呼吸麻痹、脑水肿等。

急性中毒一般无后遗症。个别患者在急性重度中毒症状消失后 2 ~3 周可发生迟发性神经病变，主要累及肢体末端，可发生下肢瘫痪、四肢肌肉萎缩等神经系统症状。目前认为这种病变不是由胆碱酯酶受抑制引起的，而是由于有机磷杀虫药抑制神经靶酯酶(NTE)并使其老化所致。

在急性中毒症状缓解后和迟发性神经病变发生前，一般在急性中毒后 24 ~96 小时突然发生的死亡，称“中间型综合征”。其发病机制为胆碱酯酶受到长期抑制，影响神经－肌肉接头处突触的功能。死亡前可先有颈部、上肢和呼吸肌麻痹，累及神经者，出现眼睑下垂、眼外展障碍和面瘫。

**4. 现场急救基本措施和方法**

（1）迅速清除毒物，立刻离开现场；

（2）脱去污染的衣服，用肥皂水清洗污染的皮肤、毛发和指甲；

（3）口服中毒者应立即送往就近医院进行洗胃，运送过程中可以用各种方法进行催吐，如刺激咽部；

（4）眼部污染者可用2%碳酸氢钠溶液或生理盐水冲洗眼部。

## 镇静催眠药中毒

**【事例介绍】** 一位花季少女被人发现昏倒在家中，呼之不应，身旁有一个安眠药空瓶，父母紧急将其送往医院救治，医生考虑其为安眠药中毒，给予洗胃等抢救措施，后患者苏醒，原来是失恋导致女孩轻生。

镇静催眠药是中枢神经系统抑制药，具有镇静、催眠作用，过大剂量可麻醉全身（包括延髓）。一次服用大剂量可引起急性镇静催眠药中毒。长期滥用催眠药可引起耐药性和依赖性，导致慢性中毒，而突然停药或减量可引起戒断综合征。

在急性镇静催眠药中毒患者中，死亡者约占0.5%～12%。死亡的发生不仅取决于所服用药物的剂量，而且与抢救措施及时与否以及患者对药物的敏感性等因素有关。

**1. 镇静催眠药分类**

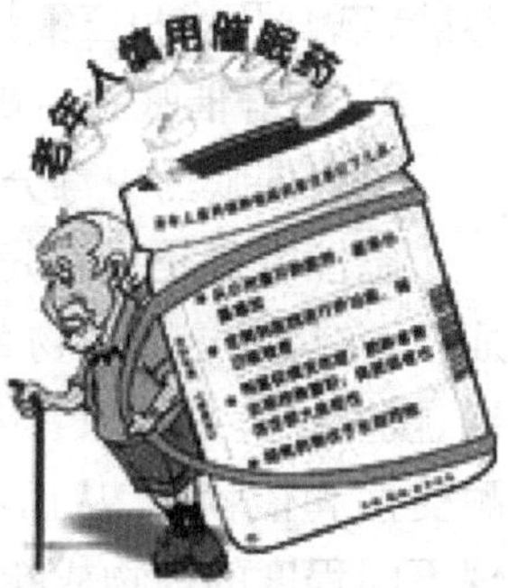


1950 年以前常用的镇静催眠药是巴比妥类。20 世纪 50 年代以后开始使用非巴比妥类药,但缺点也不少。1960 年开始用抗焦虑药物苯二氮卓类,目前此类药物几乎取代了所有其他镇静催眠药。

镇静催眠药分类如下:

(1) 苯二氮卓类

① 长效类(半衰期 >30 小时):如氯氮卓、地西泮、氟西泮;

② 中效类(半衰期 6~30 小时):如阿普唑仑、奥沙西泮、替马西泮;

③ 短效类:如三唑仑。

(2) 巴比妥类

① 长效类:如巴比妥和苯巴比妥;

② 中效类:如戊巴比妥、异戊巴比妥、布他比妥;

③ 短效类:如司可巴比妥、硫喷妥钠。

(3) 非巴比妥非苯二氮卓类

水合氯醛、格鲁米特(导眠能)、甲喹酮(安眠酮)、甲丙氨酯(眠尔通)。

(4) 吩噻嗪类(抗精神病药)

抗精神病药是指能治疗各类精神病及各种精神症状的药物,又称强安定剂或神经阻滞剂。按化学结构共分为 5 大类,其中吩噻嗪类药物按侧链结构的不同,又可分为 3 类:脂肪族,如氯丙嗪;哌啶类,如硫利达嗪(甲硫达嗪);哌嗪类,如奋乃静、氟奋乃静和三氟拉嗪。

2. 镇静催眠药中毒的原因

镇静催眠药中毒分急性中毒和慢性中毒。

急性中毒是指在短期内服用大量这类药物而造成的病症，一次摄入这类药物 5 ~ 10 倍的催眠剂量，即可引起急性中毒；慢性中毒是指患者因长期服用此类药物，而产生对药物的耐受性和依赖性，从而不断增加用药量，一旦中止用药，即出现不同程度的药物戒断症状的现象。

由于这类药物临床应用广泛且易于获得，故急性中毒已为临床所常见。此类事件多发生于蓄意自杀者，偶尔也可见于儿童误服或药物滥用者的意外中毒。

3. 镇静催眠药中毒的表现

镇静催眠药常可引起中枢神经系统抑制，症状严重程度与剂量有关。轻者出现嗜睡、情绪不稳定、注意力不集中、记忆力减退、共济失调、发音含糊不清、步态不稳和眼球震颤。重者可出现呼吸抑制、昏迷、休克，甚至死亡。

4. 现场急救基本措施和方法

发现中毒者应立即送往医院；若患者可以配合，在送往医院进行洗胃以前，可想办法进行催吐。如予以物理刺激催吐，嘱其用手指或压舌板、筷子刺激咽后壁或舌根诱发呕吐。未见效时，嘱其饮温水 200 ~ 300 毫升，然后再用上述方法刺激呕吐，如此反复进行，直到呕出清亮胃内容物为止。

## 急性乙醇中毒

**【病例介绍】** 一男子饮酒后昏迷 10 小时入院，入院时呈昏迷状态，呼之不应，疼痛刺激无反应，呼吸及呕吐物有乙醇

（酒精）气味。立即经气管插管、解酒等抢救，患者恢复意识，诊断为“重度急性乙醇中毒”。

何为乙醇中毒？乙醇中毒后有什么表现？当有人出现饮酒过量时，应注意些什么？什么情况下应送往医院急救？阅读完下面的内容，你就会找到答案。

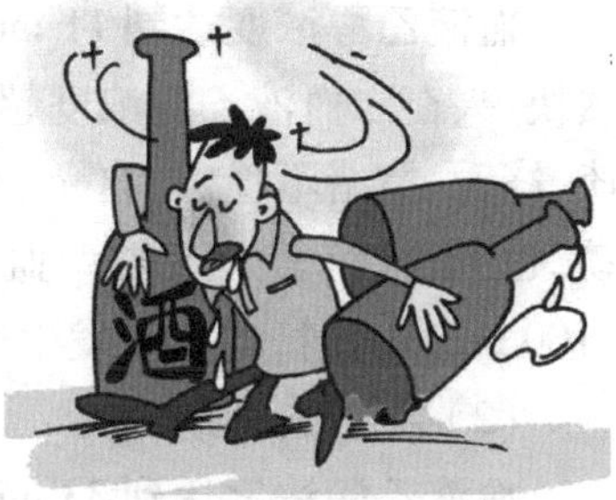


乙醇即酒精，是无色、易燃、易挥发的液体，具有醇香气味，能与水和大多数有机溶剂混溶。一次饮入过量乙醇或酒类饮料引起兴奋继而抑制的状态，称为急性乙醇中毒或急性酒精中毒。急性乙醇中毒严重者可危及生命，应送往医院及时救治。

**1. 乙醇中毒机制**

乙醇进入人体内1小时左右，约90%被吸收入血，其中90%～98%由门静脉入肝氧化，如短时间内大量饮酒致乙醇中毒，可造成严重的肝毒性损害。

乙醇具有脂溶性，可迅速通过脑中神经细胞膜，作用于膜上的某些酶而影响其功能，使大脑皮质功能受抑制，患者表现兴奋。随着血液中乙醇浓度的增加，随即影响延髓、脊髓，可麻痹中枢神经系统。

同时乙醇的代谢产物乙醛在体内与多巴胺缩合成内源性阿片肽，直接或间接对中枢神经系统产生抑制作用，进而影响呼吸循环系统及性激素含量，导致合成代谢引起肝损害，重度中毒可诱发心血管系统疾病或呼吸中枢麻痹而死亡。

2. 急性乙醇中毒的表现

一次大量饮酒中毒可引起中枢神经系统抑制，症状与饮酒量和血乙醇浓度以及个人耐受性有关，临床上将乙醇中毒分为三期。

(1) 兴奋期

血液乙醇浓度达到11 mmol/L(50 mg/dL)时，即感头痛、欣快、兴奋。血液乙醇浓度超过16 mmol/L(75 mg/dL)时，健谈、饶舌、情绪不稳定、自负、易激怒，可有粗鲁行为或攻击行动，也可能沉默、孤僻。血液乙醇浓度达到22 mmol/L(100 mg/dL)时，驾车易发生车祸。

(2) 共济失调期

血液乙醇浓度达到33 mmol/L(150 mg/dL)时，肌肉运动不协调、行动笨拙、言语含糊不清、眼球震颤、视力模糊、复视、步态不稳，出现明显共济失调；血液乙醇浓度达到43 mmol/L(200 mg/dL)时，出现恶心、呕吐、困倦。

(3) 昏迷期

血液乙醇浓度升至54 mmol/L(250 mg/dL)时，患者进入昏迷期，表现为昏睡、瞳孔散大、体温降低。血液乙醇浓度超过87 mmol/L(400 mg/dL)时，患者陷入深昏迷，心率快、血压下降，呼吸慢而有鼾音，可出现呼吸、循环麻痹而危及生命。

酒醉者醒后可有头痛、头晕、无力、恶心、震颤等症状。

上述临床表现常见于对乙醇尚无耐受性者。如已有耐受性，症状可能较轻。此外，重症患者可发生并发症，如轻度酸碱平衡失常、电解质紊乱、低血糖症、肺炎和急性肌病等。个别人在酒醒后发现肌肉突然肿胀、疼痛，可伴有肌球蛋白尿，甚至出现急性肾衰竭。

### 3. 长期酗酒的危害

（1）营养缺乏

酒饮料中每克乙醇供给29.3 kJ(7千卡)热量,但不含维生素、矿物质和氨基酸等必需营养成分,因而酒是高热量而无营养成分的饮料。长期大量饮酒时进食减少,可造成明显的营养缺乏。缺维生素$B_1$可引起Wernicke－Korsakoff综合征、周围神经麻痹。个体对维生素$B_1$需要量增多的遗传性,也可能成为发病的原因。叶酸缺乏可引起巨幼细胞贫血。长期饮酒者在饥饿时,应补充糖和多种维生素。

（2）毒性作用

乙醇对黏膜和腺体分泌有刺激作用,可引起食管炎、胃炎、胰腺炎。乙醇在体内代谢过程中产生自由基,可引起细胞膜脂质过氧化,造成肝细胞坏死,肝功能异常。

### 4. 现场急救基本措施和方法

（1）轻症患者无需治疗,可使其静卧、保暖,给予浓茶或咖啡,待其自行恢复。兴奋躁动的患者必要时应加以约束。对烦躁不安、过度兴奋者可压迫其舌根催吐。

（2）共济失调患者应休息,避免活动以免发生外伤。

（3）昏迷患者应注意是否同时服用其他药物,并及时送往医院,途中应将患者头偏向一侧,防止误吸。

## 急性毒品中毒

**【事例介绍】**　2009年6月25日,美国天王巨星迈克尔·杰克逊辞世,享年50岁。洛杉矶首席验尸官在休斯顿法庭上公布迈克尔·杰克逊的死因,称其被注射强力麻醉剂异丙酚而导致死亡。虽然其死亡不是直接因吸食毒品所致,但他晚期长期吸食毒品,因而也可以说是毒品间接害死了这位天王巨星。

根据《中华人民共和国刑法》第357条规定,毒品是指鸦片、海洛因、甲基苯丙胺(冰毒)、吗啡、大麻、可卡因以及国务院规定管制的其他能够使人形成瘾癖的麻醉药品和精神药品。该类物质具有成瘾(或依赖)性、危害性和非法性。

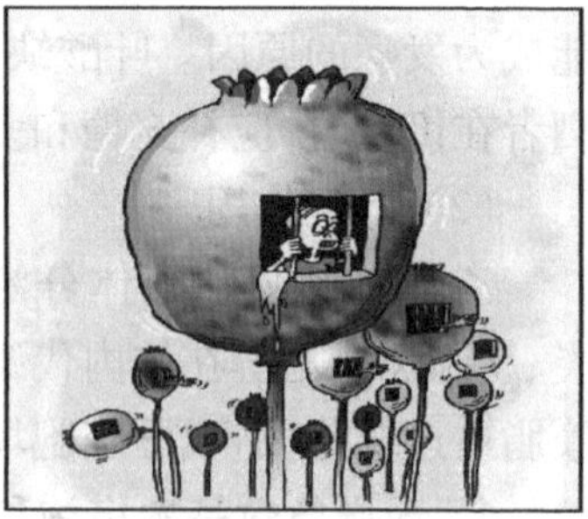

毒品是一个相对概念,一些药物在临床上用于治疗目的即为药品,如果是非治疗目的的滥用就会成为毒品。目前我国的毒品不包括烟草和酒类中的成瘾物质。国际上通称的药物滥用也即我国俗称的吸毒。短时间内滥用、误用或故意使用大量毒品超过个体耐受量而产生相应的临床表现,称为急性毒品中毒。急性毒品中毒者常死于呼吸或循环衰竭,有时也发生意外死亡。

**1. 急性毒品中毒机理**

绝大多数毒品中毒由过量滥用引起,滥用方式包括口服、吸入(如鼻吸、烟吸或烫吸)、注射(如皮下、肌内、静脉或动脉)或黏膜摩擦(如口腔、鼻腔或直肠)。有时误食、误用或故意大量使用也可导致中毒。

毒品中毒也包括治疗用药过量或频繁用药超过人体耐受所致中毒。伴有以下情况的毒品使用者更易发生中毒:① 严重肝肾疾病；② 严重肺部疾病；③ 胃排空延迟；④ 严重甲状腺或肾上腺皮质功能减退；⑤ 阿片类与乙醇或镇静催眠药同时服用；⑥ 体质衰弱的老年人。

（1）麻醉药中毒

① 阿片类药。不同的阿片类药进入体内的途径不同，其毒性作用起始时间也不同。吗啡进入人体后在肝脏主要与葡萄糖醛酸结合或脱甲基形成去甲基吗啡；海洛因较吗啡脂溶性强，易通过血-脑脊液屏障，在脑内分解为吗啡而起作用；哌替啶活性代谢产物为去甲哌替啶，神经毒性强，易致抽搐。

体内阿片受体主要有 μ（μ1，μ2），κ 和 δ 三类，阿片受体介导阿片类药的药理效应。阿片类药分为阿片受体激动药和部分激动药。进入体内的阿片类药通过激活中枢神经系统内阿片受体起作用，产生镇痛、镇静、抑制呼吸、恶心、呕吐、便秘和兴奋、致幻或欣快等作用。长期使用阿片类药易产生药物依赖性。阿片依赖性或戒断综合征可能具有共同发病机制，主要是摄入的阿片类药与阿片受体结合，使内源性阿片样物质（内啡肽）生成受抑制，停用阿片类药后，内啡肽不能很快生成补充，即会出现成瘾或戒断现象。

② 可卡因。可卡因是一种脂溶性物质，为很强的中枢兴奋剂和古老的局麻药，有使中枢神经和拟交感神经兴奋作用，其通过使脑内 5-羟色胺和多巴胺转运体失去活性产生作用。滥用者常有很强的精神依赖性，反复大量使用还会产生生理依赖性，断药后可出现戒断症状，但成瘾性较吗啡和海洛因小。

③ 大麻。大麻的作用机制尚不清楚，急性中毒时与乙醇作用相似，产生神经、精神、呼吸和循环系统损害。长期使用

可产生精神依赖性，而非生理依赖性。

（2）精神药中毒

① 苯丙胺类。苯丙胺是一种非儿茶酚胺的拟交感神经胺低分子量化合物，主要作用机制是促进脑内儿茶酚胺递质（多巴胺和去甲肾上腺素）释放，减少抑制性神经递质5-羟色胺的含量，产生神经兴奋和欣快感。

② 氯胺酮。氯胺酮为新的非巴比妥类静脉麻醉药，静脉给药后首先进入脑组织发挥麻醉作用，绝大部分在肝内代谢转化为去甲氯胺酮。氯胺酮为中枢兴奋性氨基酸递质甲基-天门冬氨酸受体特异性阻断药，选择性阻断痛觉冲动向丘脑-新皮层传导，具有镇痛作用；对脑干和边缘系统有兴奋作用，能使意识与感觉分离；对交感神经有兴奋作用，快速大剂量给药时抑制呼吸；尚有拮抗μ受体和激动κ受体作用。

**2. 急性毒品中毒临床表现**

（1）麻醉药中毒

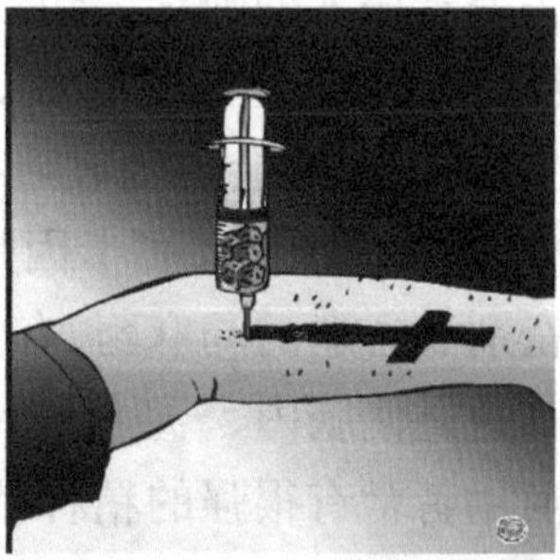

① 阿片类毒品严重急性中毒时常发生昏迷、呼吸抑制和瞳孔缩小等症状。吗啡中毒典型表现为昏迷、瞳孔缩小或针尖样瞳孔和呼吸抑制（每分钟仅有2～4次呼吸，潮气量无明显变化）“三联征”，并伴有发绀和血压下降；海洛因中毒时除具有吗啡中毒“三联征”外，并伴有严重心律失常、呼吸浅快和非心源性肺水肿，中毒病死率很高；哌替啶中毒时除血压降低、昏迷和呼吸抑制外，与吗啡中毒不同的是心动过速、瞳孔扩大、抽搐、惊厥和谵妄等；芬太

尼等中毒常引起胸壁肌强直；美沙酮中毒还可出现失明、下肢瘫痪等症状。急性重症中毒患者，大多在12小时内死于呼吸衰竭，存活48小时以上者预后较好。

② 可卡因急性重症中毒时，表现为奇痒难忍、肢体震颤、肌肉抽搐、癫痫大发作、体温和血压升高、瞳孔扩大、心率增快、呼吸急促和反射亢进等。我国滥用可卡因者较少。

③ 一次大量吸食大麻会引起急性中毒，表现为精神和行为异常，如高热性谵妄、惊恐、躁动不安、意识障碍或昏迷。有的出现短暂抑郁状态，悲观绝望，有自杀念头。检查可发现球结膜充血、心率增快和血压升高等症状。

（2）精神药中毒

① 苯丙胺类中毒表现为精神兴奋、动作多、焦虑、紧张、幻觉和神志混乱等，严重者，可出现出汗、颜面潮红、瞳孔扩大、血压升高、心动过速或室性心律失常、呼吸增强、高热、震颤、肌肉抽搐、惊厥或昏迷，也可发生高血压伴颅内出血，常见死亡原因为DIC、循环或肝肾衰竭。

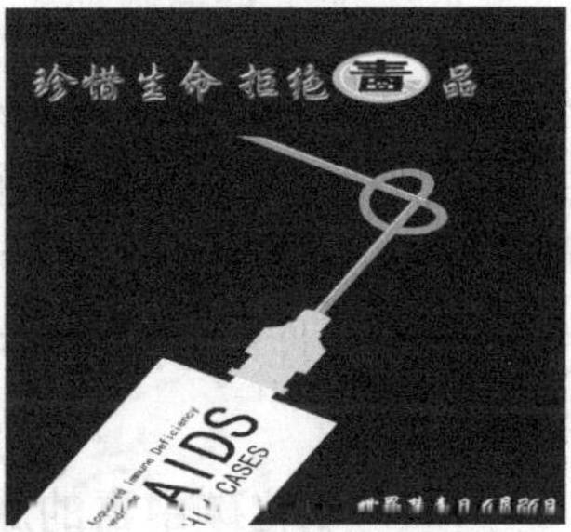


② 氯胺酮中毒表现为神经精神症状，如精神错乱、语言含糊不清、幻觉、高热及谵妄、肌颤和木僵等。

### 3. 现场急救基本措施和方法

一旦发现急性毒品中毒者，应紧急送往医院救治。昏迷患者取侧卧位，防止误吸。若出现呼吸心跳停止，在专业救护人员到达前，应进行心肺复苏。

## 急性一氧化碳中毒

**【事例介绍】** 一日，做米线生意的刘师傅一家三口，因“头晕、心跳加速、身子发软”被送医院救治。刘师傅说：“我觉得全身乏力，人晕晕沉沉的，没有力气，就是不想起床。”混沌中，他迷迷糊糊地意识到“做生意的菜还没有买”，心里一急，猛地从睡梦中醒来。喊醒妻子和儿子后，三人都觉得有些异常，儿子的情况更为严重，下楼时一屁股坐在楼梯上，怎么都起不来了。刘师傅赶紧打120急救电话，一家三口被送到医院，经检查，诊断为“煤气中毒”。听了医生的话后，刘师傅大惊失色：“这段时间我经常有这种感觉，还以为是生病了呢，原来是煤气中毒的症状啊！”

一氧化碳(CO)是含碳物质不完全燃烧产生的一种无色无味气体，空气中一氧化碳浓度达到12.5%时有爆炸危险。吸入过量一氧化碳引起的中毒称急性一氧化碳中毒，俗称煤气中毒。急性一氧化碳中毒是较为常见的生活中毒和职业中毒。

**1. 一氧化碳中毒的原因**

(1) 生活中使用煤炉不装烟筒，或装了烟筒但因管道堵塞或漏气，使室内一氧化碳浓度增高；

(2) 室内用炭火锅涮肉、烧烤，而门窗紧闭、通风不良，容易造成一氧化碳停留时间过长；

(3) 火灾现场会产生大量一氧化碳；

(4) 冬天在门窗紧闭的小车内连续发动汽车，产生大量含一氧化碳的废气；

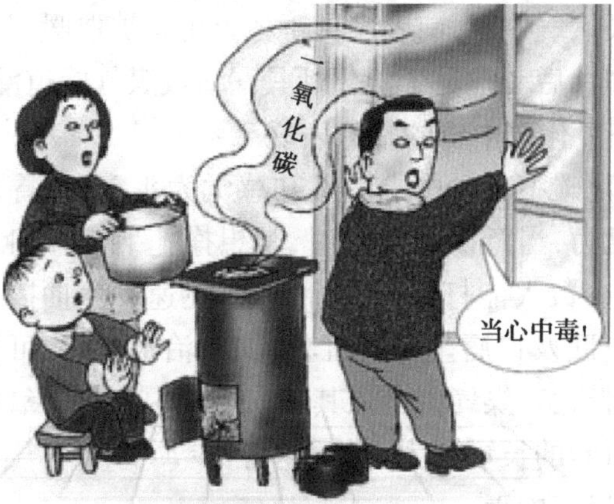


(5) 煤气热水器安装使用不当;

(6) 自制土暖气取暖,虽煤炉与房间分隔开,但发生泄漏、倒风;

(7) 城区居民使用管道煤气,管道中一氧化碳浓度为25% ~30%,如果管道漏气、开关不严或烧煮中火焰意外熄灭,则易产生煤气大量溢出。

工业高炉煤气一氧化碳含量为30% ~35%;水煤气一氧化碳含量为30% ~40%;在炼钢、炼焦和烧窑等生产过程中,如炉门、窑门关闭不严、煤气管道漏气或煤矿瓦斯爆炸都会产生大量一氧化碳,导致吸入中毒。

失火现场空气中一氧化碳浓度高达10%,也可引起现场人员中毒。煤炉产生的气体中一氧化碳含量高达6% ~30%,使用时不注意防护可发生中毒。每日吸烟一包,可使血液碳氧血红蛋白(COHb)浓度升至5% ~6%,连续大量吸烟也可致一氧化碳中毒。

家庭中煤气中毒主要指一氧化碳中毒和液化石油气、管道煤气、天然气中毒，前者多见于冬天用煤炉取暖，门窗紧闭，排烟不良时，后者常见于液化灶具漏泄或煤气管道漏泄时。

**2. 一氧化碳中毒的临床表现**

一氧化碳中毒时中毒者最初感觉为头痛、头昏、恶心、呕吐、软弱无力，当意识到中毒时，常想挣扎下床开门、开窗，但一般仅有少数人能打开门，大部分人迅速发生抽搐、昏迷，两颊、前胸皮肤及口唇呈樱桃红色，如救治不及时，可很快因呼吸抑制而死亡。煤气中毒依其吸入空气中所含一氧化碳的浓度、中毒时间的长短分为三种程度。

(1) 轻度中毒

中毒时间短，血液中碳氧血红蛋白占10%～20%。表现为中毒的早期症状，头痛眩晕、心悸、恶心、呕吐、四肢无力，甚至出现短暂的昏厥，一般神志尚清醒，在吸入新鲜空气并脱离中毒环境后，症状迅速消失，一般不留后遗症。

(2) 中度中毒

中毒时间稍长，血液中碳氧血红蛋白占30%～40%，在轻型症状的基础上，可出现虚脱或昏迷，皮肤和黏膜呈现煤气中毒特有的樱桃红色。如抢救及时，可迅速清醒，数天内完全恢复，一般无后遗症状。

(3) 重度中毒

重度中毒者往往发现时间过晚，吸入煤气过多，或在短时间内吸入高浓度的一氧化碳，血液碳氧血红蛋白浓度常在50%以上，中毒者呈深度昏迷状，各种反射消失，大小便失禁，四肢厥冷，血压下降，呼吸急促，通常很快死亡。一般昏迷时间越长，预后越严重，常留有痴呆、记忆力和理解力减退、肢体瘫痪等后遗症。

3. 急救措施

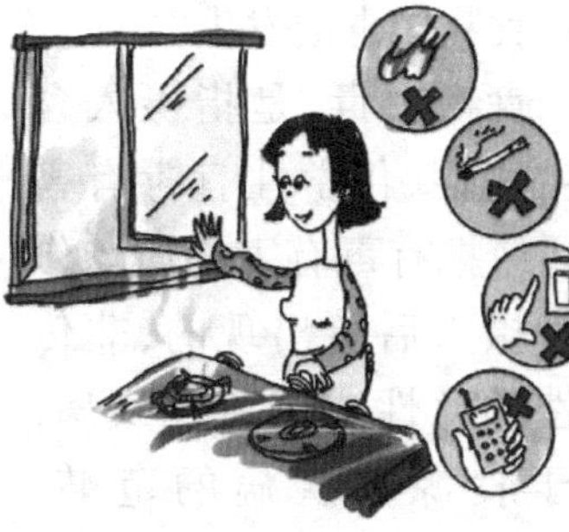

家庭中如发生煤气中毒，应采取如下措施：

（1）打开门窗通风；

（2）切断气源；

（3）拨叫 120 急救电话，说清具体地址、方位；

（4）把中毒者转移到通风的地方，注意给中毒者保暖；

（5）如果房间里煤气浓重，不要按门铃或者拨打自家电话，以防爆炸。

【学会自我保护】

煤气中毒真叫惨，稀里糊涂命危险，
开窗通风请急救，地址一定说清楚。

### 急性食物中毒

【病例介绍】　丁先生一家五口人，他下班路过菜场时在一家熟食店里买了 20 多元的猪鼻子、鸡爪。猪鼻子和鸡爪都是凉的，回家后也没加热。晚上，丁先生的妻子楚女士还炒了盘长豇豆。就着一盘凉菜、一盘炒菜，一家五口开始吃饭。约 3 小时后丁先生的二女儿和小儿子开始出现呕吐、乏力、腹泻等症状，之后丁先生的妻子和大女儿也出现类似症状，而丁先生只是腹部隐隐作痛。于是赶忙去医院急诊科，经检查，医生诊断丁先生一家五口系“急性食物中毒”。

何为食物中毒？食物中毒有何表现？生活中我们应如何防止食物中毒的发生？

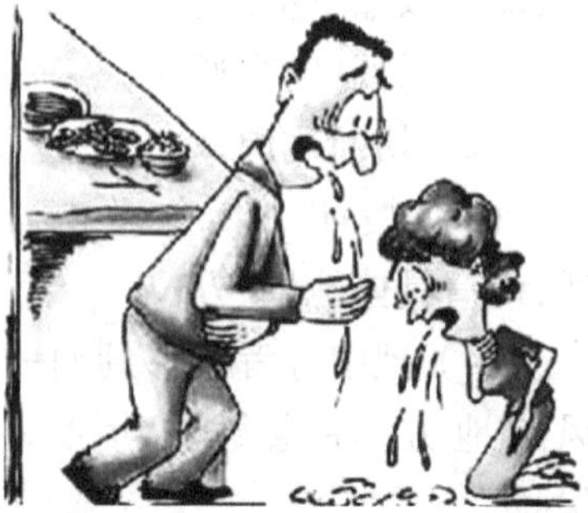

食物中毒，是指摄入含有生物性、化学性有毒有害物质或把有毒有害物质当作食物摄入后所出现的、非传染性的急性或亚急性疾病，属于食源性疾病的范畴。1994 年中国卫生部颁发的《食物中毒诊断标准及技术处理总则》从技术上和法律上明确了食物中毒的定义。食物中毒既不包括因暴饮暴食而引起的急性胃肠炎、食源性肠道传染病（如伤寒）和寄生虫病（如囊虫病），也不包括因一次大量或者长期少量摄入某些有毒有害物质，而引起的以慢性中毒为主要特征的疾病（如致畸、致癌、致突变）。

**1. 食物中毒的分类**

食物中毒分为 4 类，即化学性食物中毒、细菌性食物中毒、霉菌毒素霉变食品中毒和有毒动植物中毒。

（1）化学性食物中毒

化学性食物中毒主要包括：① 误食被有毒化学物质污染的食品引起的食物中毒；② 因食入添加了非食品级的、伪造的或禁止使用的食品添加剂、营养强化剂的食品，以及超量使用食品添加剂的食品而引起的食物中毒；③ 食入因贮藏等原因，造成营养素发生化学变化的食品引发的食物中毒，如油脂酸败造成的食物中毒。

化学性食物中毒的发病特点是发病与进食时间、食用量有关。一般进食后不久即发病,常有群体性,中毒者中有共同的临床表现。剩余食品、呕吐物、血和尿等样品中可测出有关化学毒物。

(2) 细菌性食物中毒

细菌性食物中毒是指人们摄入含有细菌或细菌毒素的食品而引起的食物中毒。引起细菌性食物中毒的原因有很多,其中最主要、最常见的原因就是食物被细菌污染。据中国近五年食物中毒统计资料表明,细菌性食物中毒占食物中毒总数的50%左右,而动物性食品是引起细菌性食物中毒的主要食源,其中肉类及熟肉制品居首位,其次有变质禽肉、病死畜肉以及鱼、奶、剩饭等。

(3) 霉菌毒素霉变食品中毒

霉菌毒素霉变食品中毒指人和动物食入霉菌毒素或霉变食品而引起的食物中毒,亦称真菌性食物中毒。最常见的原因是真菌污染,而用一般的烹调方法加热处理不能破坏食品中的真菌毒素。真菌生长繁殖及产生毒素需要一定的温度和湿度,因此真菌性食物中毒往往有比较明显的季节性和地区性。如进食发霉的大豆、花生、玉米等引起的食物中毒等。

(4) 有毒动植物中毒

有毒动植物中毒指摄入有毒的动物或植物而引起的中毒。如食入未经妥善加工的河豚鱼导致的河豚鱼中毒,食入有毒的蘑菇导致的毒蕈中毒等。

**2. 食物中毒的表现**

由于食物中毒的类型不同,其临床表现亦差别很大,共同特点是潜伏期短、突然地和集体地暴发,多数表现出肠胃炎症状,并和食用某种食物有明显关系。其中,细菌引起的食物中毒占绝大多数,症状以恶心、呕吐、腹痛、腹泻为主,往往伴有发烧。吐泻严重的还能发生脱水、酸中毒,甚至休克、昏迷等症状。

食物中毒的一般特征包括:

(1) 与进食物有关系。中毒者在相近的时间内均食用过某种共同的有毒食品,未食用者不发病,发病者停止食用该种有毒食品后,发病现象很快停止。

(2) 食物中毒特征性的临床表现:发病急剧,潜伏期短,病程亦较短,一起食物中毒的患者有相同的潜伏期,在很短的时间内同时发病,很快形成发病高峰,并且临床表现基本相似(或相同),一般无人与人之间的直接传染,其发病曲线没有尾峰。

(3) 食物中毒的确定应尽可能有实验室资料。从不同患者和有毒食品中检出相同的病原,但由于报告的延误可造成采样不及时,或采不到剩余有毒食品,或患者已使用过药物,或其他原因未能得到检验资料的阳性结果,通过流行病学的分析,可判定为原因不明的食物中毒。

**3. 急救措施**

一旦有人出现上吐、下泻、腹痛等食物中毒症状,首先应立即停止食用可疑食物,并立即拨打120急救电话。在急救车来到之前,可以采取自救措施。

(1) 催吐

对中毒不久而无明显呕吐者,可先用手指、筷子等刺激其舌根部催吐,或让中毒者大量饮用温开水并反复自行催吐,以减少毒素的吸收。如经大量温水催吐后,呕吐物已呈较澄清液体时,可适量饮用牛奶以保护胃黏膜。如在呕吐物中发现血性液体，则提示可能出现了消化道或咽部出血，应暂时停止催吐。

（2）导泻

如果患者吃下有毒食物时间较长（如超过2小时），而且精神较好，可采取服用泻药的方式，促使有毒食物排出体外。如将大黄、番泻叶煎服或用开水冲服，都能达到导泻的目的。

（3）解毒

如果是吃了变质的鱼、虾、蟹等引起的食物中毒，可取食醋100毫升加水200毫升，稀释后一次服下。此外，还可采用紫苏30克、生甘草10克一次煎服。若是误食了变质的饮料或防腐剂，最好的急救方法是用鲜牛奶或其他含蛋白的饮料灌服。

（4）保留食物样本

由于确定中毒物质对治疗来说至关重要，因此，在发生食物中毒后，要保存导致中毒的食物样本，以提供给医院进行检测。如果身边没有食物样本，也可保留患者的呕吐物和排泄物，以方便医生确诊和救治。

如果经上述急救，症状未见好转，或中毒较重者，应尽快送医院治疗。在治疗过程中，要给患者以良好的护理，尽量使其安静，避免精神紧张，注意休息，防止受凉，同时补充足量的淡盐开水。

**4. 细菌性食物中毒的预防**

（1）冷藏食品应保质、保鲜，动物食品食用前应彻底加热煮透，隔餐剩菜食用前也应充分加热。

（2）腌腊罐头食品食用前应煮沸6～10分钟。

（3）禁止食用毒蕈、河豚等有毒动植物。

(4) 防止食品被细菌污染。应该加强对食品企业的卫生管理,特别应加强对屠宰厂宰前、宰后的检验和管理。禁止使用病死禽畜肉或其他变质肉类制作食品。醉虾、腌蟹等最好不吃。食品加工、销售部门及餐饮行业、集体食堂的操作人员应当严格遵守食品卫生法,严格遵守操作规程,做到生熟分开,特别是制作冷荤熟肉时更应该特别注意。从业人员应该进行健康体检,检验合格后方能上岗,如发现肠道传染病及带菌者应及时调离。发现炊事员、保育员有沙门菌感染或是带菌者,应调离工作,待 3 次粪便培养阴性后才可返回原工作岗位。

(5) 控制细菌繁殖,主要措施是冷藏、冷冻。冷藏温度控制在 2 ℃ ~8 ℃,可抑制大部分细菌的繁殖。熟食品在冷藏中做到避光、断氧,避免二次污染,其冷藏效果更好。

(6) 高温杀菌。食品在食用前进行高温杀菌是一种可靠的防中毒方法,其效果与温度高低、加热时间、细菌种类、污染量及被加工的食品性状等因素有关,应根据具体情况而定。

**5. 常见易中毒食物**

(1) 鲜木耳

鲜木耳与市场上销售的干木耳不同,含有一种叫做"卟啉"的光感物质,如果被人体吸收,经阳光照射,能引起皮肤瘙痒、水肿,严重可致皮肤坏死。若水肿出现在咽喉黏膜部位,还能导致呼吸困难。

新鲜木耳应晒干后再食用,暴晒过程会分解大部分"卟啉"。市面上销售的干木耳,也需用水浸泡,使可能残余的毒素溶于水中。

（2）鲜海蜇

新鲜海蜇皮体较厚，水分较多。研究发现，海蜇含有四氨络物、5－羟色胺及多肽类物质，有较强的组胺反应，可引起“海蜇中毒”，出现腹泻、呕吐等症状。

只有经过食盐加明矾盐渍3次（俗称“三矾”），使鲜海蜇脱水，将毒素排尽后，才可食用。“三矾”海蜇呈浅红或浅黄色，厚薄均匀且有韧性，用力挤不出水。

海蜇有时会附着一种叫“副溶血性弧菌”的细菌，对酸性环境比较敏感。因此凉拌海蜇时，将其放在淡水里浸泡两天，食用前加工好，再用醋浸泡5分钟以上，就能消灭全部弧菌。

（3）鲜黄花菜

鲜黄花菜含有毒成分“秋水仙碱”，如果未经水焯、浸泡，就急火快炒食用，可能导致头痛头晕、恶心呕吐、腹胀腹泻，甚至使人体温改变、四肢麻木。这是由于秋水仙碱在体内氧化为氧化二秋水仙碱，食后半小时到4小时就可能出现恶心、呕吐、腹痛、腹泻、头昏、头疼、口渴、喉干等症状。

干制黄花菜无毒。若想尝尝新鲜黄花菜的滋味，应去其条柄，用开水焯过，然后用清水充分浸泡、冲洗，使秋水仙碱最大限度地溶于水中。建议将新鲜黄花菜蒸熟后晒干，若需要食用，取一部分加水泡开，再进一步烹调。

如果出现中毒症状，不妨喝一些凉盐水、绿豆汤或葡萄糖溶液，以稀释毒素，加快排泄。症状较重者，立刻去医院救治。

（4）变质蔬菜

在冬季，蔬菜特别是绿叶蔬菜储存一天后，其含有的硝酸盐成分会逐渐增加。人吃了不新鲜的蔬菜，肠道会将硝酸盐还原成亚硝酸盐。亚硝酸盐会使血液丧失携氧能力，导致头晕头痛、恶心腹胀、肢端青紫等，严重时还可能发生抽搐、四肢强直或屈曲，进而昏迷。

如果中毒情况严重，一定要送医院治疗。而在轻微中毒的情况下，可食用富含维生素 C 或茶多酚等抗氧化物质的食品加以缓解。

大蒜能阻断有毒物的合成进程，因此民间说大蒜可杀菌是有道理的。

需要提醒的是，蔬菜当天买当天吃完最好。有些市民习惯将大白菜、青椒等用报纸包裹着放在冰箱里，这也是不可取的。

（5）变质生姜

生姜适宜放在温暖、湿润的地方，存贮温度以 12 ℃ ~ 15 ℃为宜。如果存贮温度过高，腐烂也很严重。变质生姜含毒性很强的物质“黄樟素”，一旦被人体吸收，即使量很少，也可能引起肝细胞中毒变性。人们常说“烂姜不烂味”，这种观点是错误的。

（6）霉变甘蔗

霉变的甘蔗“毒性十足”。霉变甘蔗无正常光泽、质地变软，肉质变成浅黄或暗红、灰黑色，有时还可见霉斑。如果闻到酒味或霉酸味，则表明严重变质。甘蔗阜孢霉、串珠镰刀菌等产生的霉菌毒素可在 10 分钟到 48 小时内引起头痛、头晕、恶心、呕吐、腹痛、腹泻、视力障碍，严重者出现剧吐、阵发性痉挛性抽搐、神智不清、昏迷、幻视、哭闹症状。

对甘蔗观其色、闻其味之后，如果发现有可疑，请一定不要食用。因为霉变甘蔗中含有神经毒素，目前还没有特效的解毒药。儿童的抵抗力较弱，更要特别注意。

（7）长斑红薯

红薯表面出现黑褐色斑块，表明受到黑斑病菌（一种霉菌）污染，它排出的毒素有剧毒，不仅使红薯变硬、发苦，而且对人体肝脏影响很大。对于这种毒素，使用煮、蒸或烤的方法都不能将之破坏。因此，有黑斑病的红薯，不论生吃还是熟吃，均可引起中毒。

（8）生豆浆

未煮熟的豆浆含有皂素等物质，不仅难以消化，还会诱发恶心、呕吐、腹泻等症状。因此，一定要将豆浆彻底煮开再喝。

注意：当豆浆煮至 85 ℃ ~ 90 ℃时，皂素容易受热膨胀，产生大量泡沫，让人误以为已经煮熟。家庭自制豆浆或煮黄豆时，应在 100 ℃的条件下，加热约 10 分钟，才能放心食用。

生活中还需注意，不要往豆浆里加红糖，否则红糖所含的醋酸、乳酸等有机酸与豆浆中的钙结合，产生的醋酸钙、乳酸钙等块状物，不仅降低豆浆的营养价值，而且影响营养素的吸收。此外，豆浆中的嘌呤含量较高，痛风患者不宜饮用。

（9）生四季豆

四季豆又名刀豆、芸豆、扁豆等，是普遍食用的蔬菜。生的四季豆中含皂甙和血球凝集素，由于皂甙对人体消化道具有强烈的刺激性，可引起出血性炎症，并对红细胞有溶解作用。

此外，豆粒中还含红细胞凝集素，具有红细胞凝集作用。如果烹调时加热不彻底，毒素成分未被破坏，食用后会引起中毒。

四季豆中毒的发病潜伏期为几十分钟至十几小时，一般不超过5小时。主要有恶心、呕吐、腹痛、腹泻等胃肠炎症状，同时伴有头痛、头晕、出冷汗等神经系统症状，有时也有四肢麻木、胃烧灼感、心慌和背痛等症状。病程一般为数小时或一两天，愈后良好。若中毒较深，则须送医院治疗。

家庭预防四季豆中毒的方法非常简单，每一锅的量不应超过锅容量的一半，用油炒过后，加适量的水，加上锅盖焖10分钟左右，并用铲子不断地翻动四季豆，使它受热均匀，只要把全部四季豆煮熟焖透就可以了。

还要注意不买、不吃老四季豆，应把四季豆两头和豆荚摘掉，因为这些部位含毒素较多，只要使四季豆外观失去原有的生绿色，吃起来没有豆腥味，就不会中毒。

（10）青番茄

青番茄含有与发芽土豆相同的有毒物质——龙葵碱，人体吸收后会出现头晕恶心、流涎呕吐等症状，严重者发生抽搐，严重威胁生命。

因此，购买时一定要选熟番茄。首先，外观要彻底红透，不带青斑；其次，熟番茄酸味正常，无涩味；再次，熟番茄蒂部自然脱落，外形平展。有时青番茄因存放时间久，外观虽然变红，但茄肉仍保持青色，此种番茄同样对人体有害，需仔细分辨。购买时，应看一看根蒂，若采摘时为青番茄，蒂部常被强行拔下，皱缩不平。

（余海洋）

# 急性胸痛的急救 第十五讲

**【病例介绍】** 男性,46岁,肥胖,平日吸烟、饮酒,胸痛3个月,诱因不清,都在夜间发作,时间从几分钟到半小时不等,胸痛部位为胸骨后、左心前区,有时剧烈难忍,无放射痛,自诉舌下含服硝酸甘油有一定效果。来医院就诊,做心电图和心肌酶谱检查,诊断为“心绞痛”,住院进一步检查治疗。

胸痛一般由胸部疾病(也包括胸壁疾病)引起。胸痛的剧烈程度不一定与病情轻重相平行。

## 一、发病原因

(1) 炎症:如皮炎、非化脓性肋软骨炎、带状疱疹、肌炎、流行性肌痛、胸膜炎、心包炎、纵隔炎、食管炎等。

(2) 内脏缺血:如心绞痛、急性心肌梗死、心肌病、肺梗塞等。

(3) 肿瘤:如原发性肺癌、纵隔肿瘤、骨髓瘤、白血病等的压迫或浸润。

（4）其他原因：如自发性气胸、胸主动脉瘤、夹层动脉瘤、过度换气综合征、外伤等。

（5）心脏植物神经功能紊乱。

## 二、临床表现

### 1. 胸痛的部位

胸壁皮肤炎症在罹患处皮肤会出现红、肿、热、痛等症状。

带状疱疹呈多数小水疱群，沿神经分布，不越过中线，有明显的痛感。

流行性肌痛时可出现胸、腹部肌肉剧烈疼痛，可向肩部、颈部放射。

非化脓性肌软骨炎多侵犯第1，第2肋软骨，患部隆起、疼痛剧烈，但皮肤多无红肿。

心绞痛与急性心肌梗死的疼痛常位于胸骨后或心前区。

食管疾患，膈疝、纵隔肿瘤的疼痛也位于胸骨后。

自发性气胸、急性胸膜炎、肺梗塞等常呈患侧的剧烈胸痛。

### 2. 胸痛的性质

肋间神经痛呈阵发性的灼痛或刺痛。

肌痛则常呈酸痛。

骨痛呈酸痛或锥痛。

食管炎、膈疝常呈灼痛或灼热感。

心绞痛常呈压榨样痛，可伴有窒息感。

主动脉瘤侵蚀胸壁时呈锥痛。

原发性肺癌、纵隔肿瘤可有胸部闷痛。

### 3. 影响胸痛的因素

心绞痛常于用力或精神紧张时诱发，呈阵发性，含服亚硝酸甘油片可迅速缓解。

心肌梗死常呈持续性剧痛，含服亚硝酸甘油片不能缓解。

心脏植物神经功能紊乱所致胸痛则常因运动而好转。

胸膜炎、自发性气胸、心包炎的胸痛常因咳嗽或深呼吸而加剧。

若胸痛伴随下列症状，有提示诊断的意义：

① 伴咳嗽，常见于气管、支气管胸膜疾病；

② 伴吞咽困难，常见于食管疾病；

③ 伴咯血，常见于肺结核、肺梗塞、原发性肺癌；

④ 伴呼吸困难，常见于大叶性肺炎、自发性气胸、渗出性胸膜炎、过度换气综合征等；

⑤ 心绞痛、心肌梗死常于高血压动脉硬化的基础上发病。

## 三、家庭应急处理

(1) 卧床休息，采取自由体位。如为胸膜炎所致者，朝患侧卧可减轻疼痛。

(2) 局部热敷。

(3) 口服止痛药物。可选用阿司匹林 0.3 ~ 0.6 g，每日 3 次；扑热息痛 0.25 ~ 0.5 g，每日 3 次；消炎痛 25 mg，每日 3 次。若加用安定 5 mg，每日 3 次，效果更好。

(4) 若疑为心绞痛者，可舌下含服硝酸甘油或心痛定 5 ~ 10 mg。

(5) 经上述紧急处理后疼痛仍未缓解者，应速送医院急救。

（贺兰兰）

# 第十六讲 急性腹痛的急救

**【事例介绍】** 某男,45 岁,平素有慢性胃病史,2 小时前与工友饮酒吃饭后,突然出现上腹部疼痛,如刀割样,伴有恶心、呕吐,立即送往医院救治,诊断为"急性胃穿孔"。急诊手术治疗一周后出院。

急性腹痛具有起病急、病情重、变化快、病因复杂等特点,是临床常见急症。引起急性腹痛的原因大致分为由腹内脏器病变所致、由腹外脏器或全身病变所致。腹内脏器病变又可分器质性与功能性,前者包括炎症、穿孔、破裂、梗阻、套叠、扭转、绞窄等,后者可由腹壁、腹膜、腹腔内器官功能失常或器质性病变引起,也可来自全身性疾病。许多内科、外科、妇科、儿科、皮肤科疾病均可引起急性腹痛,其中属于外科范围者临床习惯称为"急腹症"。

在作出急腹症的诊断前,首先要排除腹腔以外的疾病,因为一些内科疾病和胸腔疾病都会引起腹痛,如下叶肺炎、胸膜炎、急性心肌梗死、神经根炎、糖尿病酮症酸中毒、血紫质病、铅中毒和一些过敏性疾病等，这些患者也会感到腹痛，但都是在原来内科疾病发作基础上出现的，而此次腹痛仅是次要表现，或是在原疾病很多症状中新出现的一个症状表现。

急性腹痛的诊断是急救的重要前提，在具体病例中可以从几个方面来对腹痛进行诊断。

## 一、病史采集

要客观地采集患者病史，以腹痛作为主要线索，包括腹痛的诱因、始发的时间、部位、性质、转变过程等。

### 1. 腹痛

(1) 腹痛发生的诱因

急性腹痛常与饮食有关，如胆囊炎、胆石症常发生于进油腻食物后；急性胰腺炎常与过度饮食或过量饮酒有关；胃十二指肠溃疡穿孔多见于饮食后；剧烈活动后突然腹痛应考虑肠扭转的可能性；驱虫不当可以成为胆道蛔虫病的诱因。

(2) 腹痛的部位

一般来说，最先出现腹痛的部位或腹痛最显著的部位往往与病变的部位一致。因此，根据脏器的解剖位置，可以作出病变所在脏器的初步判断。

急性腹痛由一点开始，然后波及全腹者多为实质性脏器破裂或空腔脏器穿孔，如胃、十二指肠溃疡穿孔，其疼痛始于上腹，后波及全腹；盆腔炎疼痛始于下腹可波及全腹。

转移性腹痛主要见于急性阑尾炎，腹痛始于上腹，再转至脐周，几小时后转移到右下腹的固定部位。

应注意观察牵涉痛或放射痛。如胆囊炎、胆石症发作时出现右上腹或剑突下的疼痛，但同时可有右肩或右肩胛下角痛;急性胰腺炎出现上腹痛同时可伴左肩痛或左右肋缘至背部疼痛;十二指肠后壁穿透性溃疡可致11和12胸椎右旁区放射痛;输尿管上段或肾结石呈现腰痛,并有下腹或腹股沟区放射痛,而输尿管下段结石则会出现会阴部的放射痛。

腹腔以外的疾病也可引起腹痛,如右侧肺炎、胸膜炎,由于炎症刺激肋间神经和腰神经分支(胸6至腰1),可引起右侧上、下腹痛,易被误诊为胆囊炎或阑尾炎。

(3) 腹痛发生的缓急

腹痛开始时轻,以后逐渐加重,多为炎症性病变。腹痛突然发生,迅速恶化,多见于实质性脏器破裂,空腔脏器穿孔,空腔脏器急性梗阻、绞窄、脏器扭转等,如急性肠扭转、绞窄性肠梗阻等。

(4) 腹痛的性质

腹痛性质反映了腹腔内脏器病变的性质,大体可分为三种:① 持续性钝痛或隐痛,多表示是炎症性或出血性病变,如阑尾炎、急性胰腺炎、肝破裂内出血等;② 阵发性腹痛,多表示是空腔脏器发生痉挛或阻塞性病变,腹痛持续时间长短不一,有间歇期,间歇期无疼痛,如机械性小肠梗阻、输尿管结石等;③ 持续性腹痛伴阵发性加重,多表示是炎症和梗阻并存,如肠梗阻发生绞窄,胆结石合并胆道感染。

应当注意,上述不同规律的腹痛可出现在同一疾病的不同病程中,并可相互转化。

(5) 腹痛的程度

腹痛的程度一般可反映腹腔内病变的轻重,但由于个体对疼痛的敏感程度及耐受程度不同而有差别,缺少客观的指标。

一般来说，炎症性刺激引起的腹痛较轻。空腔脏器的痉挛、梗阻、嵌顿、扭转或绞窄缺血、化学刺激所产生的疼痛程度较重，难以忍受，如胆道蛔虫所致胆绞痛，输尿管结石、肾结石所致肾绞痛，患者腹痛剧烈、辗转不安。胃、十二指肠穿孔时，由于消化液对腹膜的化学刺激，呈刀割样痛，患者平卧不敢翻动、不敢深吸气，甚至拒绝医生触摸腹部。

**2. 消化道症状**

腹痛时除了解病史外，尚需了解伴随的消化道症状。

（1）厌食

小儿急性阑尾炎患者常先有厌食后有腹痛发作。

（2）恶心、呕吐

严重腹痛可引起恶心呕吐。呕吐通常由胃肠道疾病所致，因此呕吐常继腹痛后发生。消化性溃疡穿孔常无呕吐；急性胆囊炎常伴呕吐；急性阑尾炎患者呕吐常在腹痛后3～4小时出现；急性胃肠炎则相反，发病早期频繁呕吐；高位小肠梗阻呕吐出现早且频繁；低位小肠或结肠梗阻呕吐出现晚或者不发生呕吐。

呕吐物的颜色、内容及呕吐的量与梗阻的部位密切相关：呕吐物为宿食，且不含胆汁，常见于幽门梗阻；呕吐物混有胆汁者提示梗阻部位在胆总管汇入十二指肠以远；梗阻部位在小肠，其呕吐物为褐色，混浊含有渣滓；呕吐后腹痛减轻者支持小肠梗阻诊断；上腹钻顶样疼痛伴吐蛔虫，应考虑胆道蛔虫症；呕血或吐咖啡样物为上消化道出血；呕吐物呈咖啡色，有腥臭味可能是急性胃扩张；呕吐物为粪水样，常为低位肠梗阻。

（3）排便情况

如腹痛后停止排便、排气，常为机械性肠梗阻。如腹腔内有急性炎症病灶常抑制肠蠕动,也可引起便秘。大量水样排泻伴痉挛性腹痛提示急性胃肠炎。小儿腹痛、排果酱样便是小儿肠套叠的特征。脐周疼痛、腹泻和腥臭味血便提示急性坏死性肠炎。

### 3. 其他伴随症状

腹腔内炎症病灶一般可伴有不同程度的发热,如化脓性阑尾炎、化脓性胆囊炎等。重症感染者可有寒战高热,如急性重症胆管炎。贫血、休克可能有腹腔内出血或消化道出血。梗阻性黄疸见于肝、胆、胰疾病。伴有尿频、尿急、尿痛、血尿、排尿困难等,应考虑泌尿系统疾病。

对有生育能力的妇女,准确的月经史、近期月经开始和终止日期对腹痛的诊断有重要意义。如宫外孕破裂多有停经史;卵巢滤泡或黄体破裂常在两次月经的中期发病。

### 4. 既往病史

患者以前的疾病史或手术史对腹痛的诊断也是有价值的,它可以帮助医生排除已根除性疾病,有利于对此次腹痛的诊断。如已做胆囊切除术者可排除胆囊结石和胆囊炎;有胆管结石手术史者,应考虑是否有胆管残余结石或复发结石;消化性溃疡穿孔患者常有溃疡病史;粘连性肠梗阻患者多有腹部手术史。

## 二、体格检查

### 1. 周身情况检查

观察患者的一般状况,如神志、呼吸、脉搏、血压、体温、舌苔、病容、痛苦程度、体位、皮肤情况以及有无贫血、黄疸。千万不能忽视全身体检,包括心、肺功能检查。对周身情况的观察对急腹症诊治十分重要，由此可以初步判断患者病情的轻重缓急，是否需要做一些紧急处置，如输液、输血、解痉、镇静、给氧等，然后再做进一步的检查。对危重患者，有时不能按一般常规顺序进行检查，也不能过于繁锁。可在重点问诊和进行最必要的体检后，先进行生命的抢救处理，待情况允许后再做详细检查。

**2. 腹部检查**

(1) 观察腹部外形有无膨隆，有无弥漫性胀气，有无肠型蠕动波，腹式呼吸是否受限等。

(2) 压痛与肌紧张：① 固定部位的、持续性的深部压痛伴有肌紧张，常为有炎症的表现。② 浅表的压痛或感觉过敏，或轻度肌紧张而压痛不明显、疼痛不剧烈，常为邻近器官病变引起的牵涉痛。③ 全腹都有明显压痛、反跳痛与肌强直，为中空脏器穿孔引起腹膜炎的表现。

对于急腹症，触诊的手法要轻柔，先检查正常或疼痛轻的部位，逐渐移向疼痛的中心部位。

诱导反跳痛有两种方法：① 在病变部位的腹壁上轻轻叩诊；② 让患者咳嗽以引出反跳痛。

(3) 观察腹部有无肿块。炎性肿块常伴有压痛和腹壁的肌紧张，境界不甚清楚，而非炎性肿块境界比较清楚。观察时，要注意肿块的部位、大小、压痛、质地（软、硬、囊性感）、有无杂音及活动度等。

(4) 肝浊音界和移动性浊音。肝浊音界消失，对胃肠穿孔有一定的诊断意义，但有时肺气肿或结肠胀气可使肝浊音界叩不出。此外，胃肠穿孔时，肝浊音界也不一定都消失，这决定于穿孔的大小和检查时间的早晚。因此，要辅以腹部 X

线透视检查。少量积液时不易发现移动性浊音，但发现移动性浊音对腹膜炎的诊断很有意义，可由诊断性穿刺来证实。

(5) 听诊。对肠鸣音的改变要连续观察，重视音调的改变，如金属音、气过水声等，高亢的肠鸣音结合腹部胀气或发现肠襻则提示可能有肠梗阻存在。但肠梗阻在肠麻痹阶段也可有肠鸣音的减弱或消失。

### 3. 直肠、阴道检查

对于下腹部的急腹症，直肠检查有时可以触及深部的压痛或摸到炎性的肿块。对已婚妇女可请妇科医生协助做阴道检查，这有助于对盆腔病变的诊断。

## 三、实验室诊断

### 1. 化验

血白细胞、尿常规、粪常规、酮体及血清淀粉酶是最常做的急诊化验。怀疑卟啉病的要测尿紫质；疑铅中毒的应查尿铅。

### 2. X 线检查

做胸腹透视的目的在于观察胸部有无病变、膈下有无游离气体、膈肌的运动度以及肠积气和液平面，有时需摄腹部平片(取立位或卧位)。当怀疑为乙状结肠扭转或肠套叠时，可行钡灌肠检查。

### 3. B 型超声诊断

近年来 B 型超声检查在急腹症的诊断中起到非常重要的作用，可以发现胆系的结石、胆管的扩张和胰腺、肝脾的肿大等。对于腹腔少量的积液，B 超检查较腹部叩诊敏感。在宫外孕的诊断中，有时可看到子宫一侧胎儿的影像或输卵管内的积液。B 超对于腹内的囊肿和炎性肿物也有较好的诊断价值。

**4. 诊断性穿刺及其他**

对于腹膜炎、内出血、胰性腹水及腹腔脓肿等可试行诊断性穿刺。目前较多采用超声定位下的细针穿刺，既准确，又安全。对穿刺物应立即做常规、涂片显微镜检查及细胞培养。对妇科急腹症患者有时需做阴道后穹窿穿刺或腹腔镜检查。

**5. 手术探查**

在诊断不能确定，内科治疗不见好转而病情转危的紧急情况下，为挽救生命应考虑剖腹探查。

（李　政）

# 异物卡喉的急救 第十七讲

**【事例介绍】** 6岁的君君像往常一样，在屋子里跑来跑去，拿着阿姨买来的开心果更是欢喜无比，抓起一把就往嘴里塞，边吃边跑边喊，突然不小心摔倒在地，瞬间脸色变得青紫，原来是开心果卡到喉咙里了……一家人手忙脚乱，只知道掐人中，等到救护车把君君送到医院时，心跳呼吸已停止。

这是一例气管异物造成窒息而夺去孩子生命的事例。如果君君的父母当时能够采取及时、必要的抢救措施，可能君君现在还活蹦乱跳地活在世上。

喉是呼吸道中最狭窄的部分，一旦误吸入较大的异物，易嵌顿于此，形成喉异物，可导致急性喉阻塞而产生窒息。

## 一、常见诱因

食物、异物卡喉常由于进食或口含异物时嬉笑、打闹或啼哭所致，尤其多发于儿童。异物种类甚多，糖果、果核、瓜子、骨片、豆类、果冻等均可嵌顿在声门区。

## 二、临床表现

由于食物或异物嵌顿于声门或落入气管，造成患者窒息或严重呼吸困难，表现为突然呛咳、不能发音、喘鸣、呼吸急促、皮肤发紫，严重者可迅速丧失意识，甚至呼吸心跳停止。

## 三、诊断

根据异物呛入史或患者图示表现，即能快速确诊。喉侧位X线摄片、CT检查有助于显示异物的位置。但是较大异物卡喉时往往没有时间进一步行影像学检查，必须立即急救取出异物。

## 四、现场急救

异物卡喉的治疗原则为迅速取出异物，防止异物坠入下呼吸道，尽快缓解呼吸困难症状。现场急救常采用Heimlich手法。

**1. 一般急救Heimlich手法**

(1) 成年或儿童病患站立时，施救者两手从其背后，一手握拳，拇指对准其肚脐与心窝的中线，另一手包住拳头并握紧，两手快速向其上方连续挤压5次(见图17-1)。

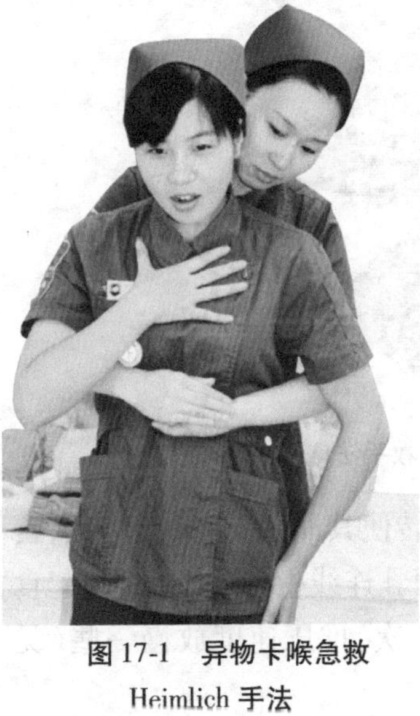

图17-1　异物卡喉急救Heimlich手法

如果病患倒下，使其仰卧，

跨坐其大腿上，两手十指互扣并翘起，掌根置于其肚脐与心窝中线，快速向下并往前推压5次。

（2）如果病患为孕妇或肥胖者，则改变压胸外按摩的位置，也就是病患胸骨中央距离下端两指幅处。

2. 婴幼儿急救手法

如果病患是婴儿，则一手固定婴儿的头颈正面，让他面朝下趴在前臂上，使其头比胸低，前臂可放置在大腿上以固定婴儿，另一手掌根拍打婴儿两肩胛骨之间，连续拍打5次（见图17-2）。

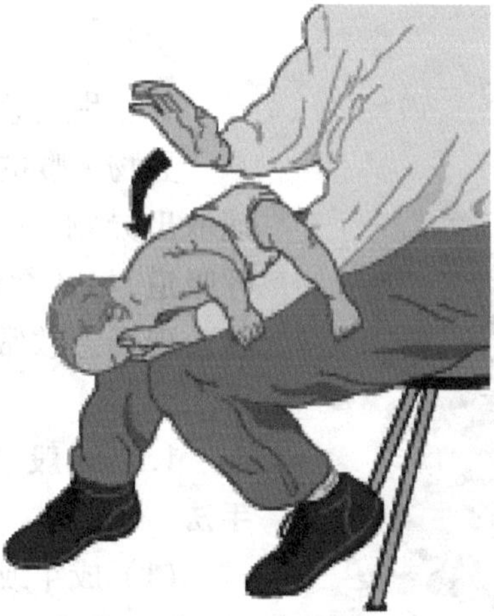

图17-2　婴幼儿急救手法（一）

然后，一手固定头与颈背，翻转使其面朝上，头比胸低，食指、中指与无名指三指置于婴儿两乳连线中点的下方，翘起食指，用中指与无名指两指再推压5次，推压速度放慢一些（见图17-3）。

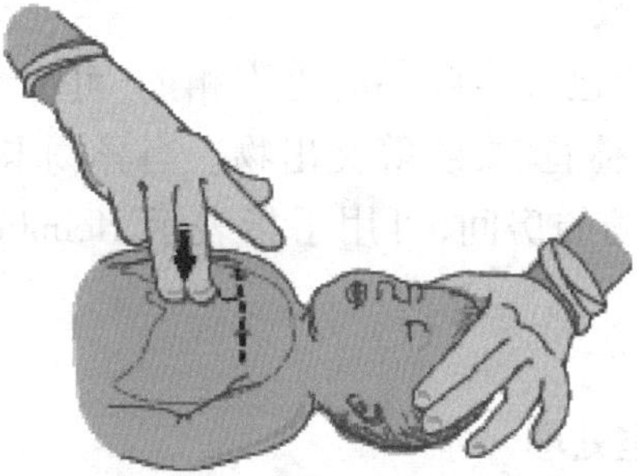

图 17-3　婴幼儿急救手法(二)

接着,检查病患口中有无异物,食指弯曲深入勾取。

如果病患没有呼吸,则应吹两口气,进行打开气道、人工呼吸、胸外按压等常规急救(见图 17-4)。若吹气有阻力,则畅通呼吸道,吹两口气,重复上述推压方法 5 次,再用食指勾取异物。反复实施这几个步骤,直到病患咳嗽或出声为止。

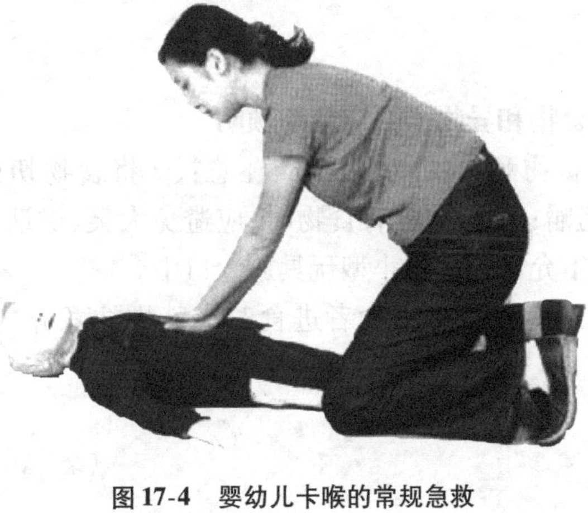

图 17-4　婴幼儿卡喉的常规急救

### 3. 病患自救

如果病患自己发生哽塞时无人相助，可握拳挤压上述位置，或使劲压靠椅背、桌缘等突出物。当异物卡喉时，切勿离开有其他人在场的房间，可用手指表示 Heimlich 征象，以求救援。

## 五、急诊室处理

（1）应根据异物大小、形状、特点，选择理想手术器械和手术方法，在间接喉镜或直接喉镜帮助下迅速取出异物。

（2）钳取声门下异物时，应将夹有异物的钳口转位成左右开口后再出声门，以免异物受声带阻挡而脱落，并可在异物通过声门时保护声带免受损伤。

（3）估计异物难以在直接喉镜下取出时，应先做气管切开术。待呼吸缓解后，再于喉镜下取出，或经气管切开逆行钳取异物。

## 六、食物和异物卡喉窒息的预防

避免食物和异物卡喉，则应注意：① 将食物切成细块；② 充分咀嚼；③ 口中含有食物时，应避免大笑、讲话、行走或跑步；④ 不允许儿童将小型玩具放入口中。

有假牙者或酒后进食者进食时应特别注意异物卡喉的发生。

（余　湛　张利远）

# 附录　常见药物的功用

【提示】药物不能乱用，一定要在医生指导下使用，但是人们应该对各类药物的功用有所了解。

（1）解热镇痛药：阿司匹林、去痛片、消炎痛等。

（2）治感冒类药：扑感敏、康泰克、感冒通、银翘片、白加黑感冒片等。

（3）止咳化痰药：必嗽平、咳必清、蛇胆川贝液等。

（4）抗生素：氟哌酸、先锋霉素等。

（5）胃肠解痉、止痛药：654-2 片（缓解胃肠道平滑肌痉挛）、奥美拉唑胶囊。

（6）助消化药：吗丁啉、西沙比利、莫沙比利、多酶片。

（7）通便药：果导、大黄苏打片、甘油栓、开塞露等。

（8）止泻药：易蒙停、藿香正气水、十滴水等。

（9）抗过敏药：息斯敏、扑尔敏、苯海拉明等。

（10）止痛药：扶他林乳膏，可外用于急性闭合性软组织损伤引起的疼痛；戴芬、芬必得、英太青，可口服用于肌肉或软组织损伤、外伤性疼痛以及各类原因的临时止痛。

（11）心绞痛常用药：硝酸甘油片、消心痛、速效救心丸。

（12）外伤类：创可贴、纱布、绷带、碘伏、棉签、胶布、橡胶止血带。